Fach-
ratgeber
Klett-Cotta

HILFE
AUS
EIGENER
KRAFT

ANGELIKA ROHWETTER

Es gibt ein Leben nach der Therapie

Therapieerfolge stabilisieren und Resilienz stärken

Klett-Cotta

Klett-Cotta
www.klett-cotta.de

Printed in Germany
Umschlaggestaltung: Weiß-Freiburg GmbH – Grafik & Buchgestaltung
unter Verwendung der Abbildungen von
© photocase – barbara-maria damrau (Käfermotiv) und
© fotolia – Swetlana Wall (Buchenblatt)
Gesetzt in den Tropen Studios, Leipzig
Gedruckt und gebunden von Kösel, Krugzell
ISBN 978-3-608-86055-9
Datenkonvertierung: Tropen Studios, Leipzig
Printausgabe: ISBN 978-3-608-86055-9
E-Book: ISBN 978-3-608-10046-4
PDF-E-Book: ISBN 978-3-608-20337-0
Dieses E-Book basiert auf der aktuellen Auflage 2016 der Printausgabe.

Bibliografische Information der Deutschen Nationalbibliothek
Die Deutsche Nationalbibliothek verzeichnet diese Publikation
in der Deutschen Nationalbibliografie; detaillierte bibliografische
Daten sind im Internet über http://dnb.d-nb.de abrufbar

Schnelleinstieg

Inhalt

Vorwort

Dieses Buch wendet sich an Menschen, die über ein gewisses Maß an therapeutischer Selbsterfahrung verfügen und dadurch Übung darin haben, ihre Gefühle wahr- und ernst zu nehmen und damit umzugehen. – Und die das Selbstvertrauen haben, Probleme, die sie vorher mithilfe ihrer Therapeuten *bearbeitet* haben, nun alleine zu bewältigen. Denn entgegen der (verständlichen, aber irrationalen) Hoffnung gibt es Probleme, Konflikte, Sorgen und Ängste auch nach der Therapie.

Zuallererst erhebt sich natürlich die Frage: Wie merke ich, dass das Ende einer Therapie erreicht ist? Wenn ich das Gefühl habe, alle Probleme sind gelöst? Wer entscheidet das Ende? Und was ist dann noch zu tun? Wie gestaltet man so einen Abschied?

Die Therapie ist also zu Ende – herbeigesehnt, doch vielleicht auch plötzlich. Die Gefühle reichen von großer Erleichterung, Beglückung über Bedauern, Trennungsschmerz zu Wut, Enttäuschung und Verlassenheit. Das ist abhängig von dem Grund, aus dem die Therapie beendet wurde, und davon, wie das Ende gestaltet wird.

In diesem Buch geht es darum, sich die Therapie langfristig nicht nur zur Alltagsbewältigung zunutze zu machen, sondern sie in gewisser Weise auch fortzuführen. Das Leben, die Lebendigkeit sollen ununterbrochen weiterwachsen, Wünsche sich erfüllen, Dinge, Abläufe und Beziehungen neu gestaltet werden.

Stichworte hierzu sind: die (aktuellen) Liebesbeziehungen / Ehe, Beziehungen zu Kindern / Eltern und sonstigen Verwandten, Freundschaften, andere soziale Kontakte und soziale Aktivitäten, Berufstätigkeit, Gesundheit, persönliches Interesse, Weiterentwicklung, Spiritualität. Was ist gut, so wie es ist? Was wünsche ich mir, was will ich verändern und wie und wann mache ich das konkret?

Das impliziert – konsequent zu Ende gedacht – tatsächlich die Sinnfrage: Was betrachte ich als den Sinn meines Lebens und was lebe ich auch dementsprechend? Oder vergeude ich meine Zeit? Klingt das großartig? Dramatisch? Sind wir (Symptome hin oder her) denn nicht auch in die Therapie gegangen, um genau diese Fragen zu stellen und der Antwort wenigstens näher zu kommen? Und hängt nicht ein Teil des Therapieerfolges davon ab, ob sich das Gefühl des Lebenssinns verstärkt hat? Ja, es klingt großartig, und das ist es auch: Schließlich haben wir nur dieses Leben zu unserer Verfügung.

So geht der »Prozess« (der Entwicklung und Veränderung der Persönlichkeit, des Wachsens) also ohne therapeutische Begleitung weiter, allein, unterstützt von Freunden, Büchern, eigenen Phantasien und anderen Techniken (Meditationen, Yoga, Rituale). Zur Weiterentwicklung der Persönlichkeit wird es in diesem Buch viele Vorschläge und Ideen geben. In diesem Sinn ist das Buch dann auch für Gesunde interessant, die auch ohne Therapie bewusster leben wollen.

Doch eines Tages passiert es: Entgegen allen Wünschen und Hoffnungen, dass *es* uns nach der Therapie nie, nie wieder passieren würde. Wir fühlen uns hundsmiserabel. Der Streit mit der Liebsten eskaliert – wir denken an Trennung. Hatten wir uns nicht fest vorgenommen, nicht bei jedem Streit die Beziehung infrage zu stellen? Wieder spüren wir diese vertrauten, überwunden geglaubten Gefühle, z. B. Einsamkeit, die alten Ängste und Traurigkeiten.

Wir stellen fest, dass uns doch noch etwas passieren kann. Die Welt ist kein sicherer Ort, wir sind verletzliche und nie ganz unabhängige Menschen. Abhängig sind wir von den Launen unseres Partners, dem Wetter, den Schulnoten unserer Kinder, dem Arbeitsmarkt … Es gibt reale und irreale Abhängigkeiten und Ängste, das wissen wir. Anfühlen tun sie sich gleich. Und haben wir nicht in der Therapie gelernt, dass Gefühle nicht falsch sein können? Es geht *nur* um den richtigen Umgang mit ihnen. Und nicht jede schlechte Laune, jedes unangenehme Gefühl bedeutet gleich einen Rückfall in die Depression! Wir müssen uns natürlich darum kümmern, herausfinden, was uns gerade quält und was wir dagegen tun können – und was wir tun können, wenn wir nichts ändern können. Um sich klar zu werden, worum es gerade geht, gibt es verschiedene Techniken. Meist geht es uns schon besser, wenn wir die Ursache unseres Unbehagens kennen. So paradox das klingt, meine ich mit dem Gesagten nichts anderes als das, was wir schon einmal gehört haben: Verantwortung zu übernehmen für die eigenen Gefühle.

Ein schlechter Tag ist also nicht gleich ein Grund, die nächste Therapie zu beginnen (ein Gedanke, der in der entstehenden Panik durchaus naheliegt). Dieser Tag ist eine Tauglichkeitsprüfung für das Werkzeug, das ich in der Therapie erworben habe, mein Leben besser zu bewältigen.

Vielleicht ist mehr Ruhe in unserem Leben als vor der Therapie, vielleicht auch mehr Abenteuer. Hoffentlich beides. Denn irgendwann wird sicher bei jedem Menschen mit oder ohne Therapie ein ganz besonderes Gefühl auftreten: das der Sehnsucht, Sehnsucht nach mehr, nach Neuem, Unbekanntem, irgendwie anderem – vielleicht nach Leben überhaupt, danach, endlich etwas zu tun, was man schon immer machen wollte, nach Sinn, nach etwas, was *darüber hinausgeht*, Sehnsucht auch nach mir selbst, nach einem angemessenen Selbstausdruck.

Diese Sehnsucht will beantwortet werden. Und diese Antwort bringt uns ein Stück weiter auf unserem Weg. Sie kann darin bestehen, eine Fremdsprache zu lernen, uns einen eigenen Raum einzurichten, reiten zu gehen oder zu meditieren, aufzuräumen, einem Kegelclub beizutreten oder – außerordentlich empfehlenswert – Gesangsstunden zu nehmen.

Ich glaube, dass es eine ganze Weile dauert, bis alle Errungenschaften einer Therapie integriert sind (weshalb die Richtlinie, dass zwischen zwei Therapien zwei Jahre vergangen sein sollen, durchaus Sinn ergibt). Nach dieser Integrations- und Neuorientierungsphase kann wieder ein neues Thema angegangen werden – oder ein altes auf neue Weise. Dass uns Bekanntes, schon überwunden Geglaubtes immer mal wieder einholt, gehört zu dieser Entwicklung. (Und – wie gesagt – nicht jede schlechte Laune ist eine Depression!) Wenn wir genau hinsehen, werden wir wahrscheinlich bemerken, dass es nur ähnlich und nicht ganz genau dasselbe ist. In Therapien zitiere ich gern Hildegard von Bingen, wenn jemand sich beklagt, dass es doch immer wieder die gleichen Probleme seien, mit denen er sich herumschlage. Vielleicht ist es sehr ähnlich, aber es ist nie dasselbe – und sei es nur, weil wir ein anderes Datum schreiben: Wir haben in der Zwischenzeit gelebt, uns Gedanken zu diesem Thema gemacht. Nun beschäftigt es uns wieder, aber auf einer anderen Ebene. Seelische Heilprozesse verlaufen nicht unbedingt linear. »Nur Teufel fliegen geradeaus, Engel fliegen in Spiralen«, soll Hildegard von Bingen gesagt haben.

Am Ende werden wir feststellen, dass wir sehr wohl mit allem ausgestattet sind, was es braucht, um ein zufriedenes Leben zu führen.

Ich wünsche allen Leserinnen und Lesern, dass dieses Buches ihnen helfen möge bei der Stärkung der eigener Kraft für ein Leben in Selbstvertrauen und Selbstverantwortung.

Ich bedanke mich bei meinem Mann für seine sorgfältige Korrektur dieses Textes – und dass er an manchen Stellen mit mir um Formulierungen verhandelt hat, sodass das Buch noch verständlicher werden konnte. Außerdem möchte ich mich bei Frau Dr. Treml-Begemann, der Lektorin, für die konstruktive, unterstützende und akzeptierende Zusammenarbeit bedanken.

Die endliche und die unendliche Therapie

1937 schrieb Sigmund Freud (1856–1939) seinen Aufsatz *Die endliche und die unendliche Analyse*. Mit Analyse ist natürlich die Psychoanalyse gemeint, die wichtigste der damals bekannten Psychotherapieformen – und eben *seine* Erfindung. Seine Überlegungen treffen weitgehend noch heute zu – und auch für andere Therapiemethoden. Im Folgenden werde ich – außer in Zitaten – von Therapie sprechen, wenn bei Freud *Analyse* steht.

Die ursprüngliche Erwartung an eine therapeutische Behandlung war, dass jemand von allen seinen psychischen Leiden, von allen Symptomen und Neurosen vollständig *geheilt* werden könne. Sei diese vollständige Heilung nicht geschehen, sei der Mensch einfach noch nicht bis zum Ende therapiert worden. Auch andere Therapieschulen bis in die 70er- und 80er-Jahre des letzten Jahrhunderts gingen von dieser Möglichkeit der vollkommenen Heilung aus. Erlebt hat es meines Wissens niemand, und es bleibt die Frage, wie wünschenswert ein solches Ergebnis überhaupt wäre ... Das Leben geht weiter, neue Probleme können auftauchen – von innen und von außen.

Freud stellt sich also in diesem Aufsatz seiner späten Jahre die Frage, ob eine Therapie überhaupt zu Ende sein kann, und er kommt schnell zu der Einsicht, dass es Faktoren gebe, die die Therapie »ins Unabschließbare verlängern« könnten (Freud, 1937, S. 361). Manchmal sei es für die Heilung notwendig, ein willkürliches Ende zu setzen. Gleichzeitig warnt er vor einer willkürlichen Abkürzung des Prozesses. Diese Warnung erhält in unserer Zeit eine neue Aktualität, weil die psychischen Erkrankungen zunehmen und alle möglichen Psycho-Techniken schnelle Befreiung von Symptomen versprechen. »Der Weg zur Erfüllung der gesteigerten Ansprüche an die analytische Kur führt nicht zur und nicht über die Abkürzung ihrer Dauer.« (S. 364)

Aber selbst eine glücklich abgeschlossene Therapie, so Freud, könne vor einer erneuten Erkrankung nicht schützen. Diese kann entweder in der Wiederbelebung des alten Konfliktes begründet sein oder auch in einem bisher nicht erkannten und deshalb unbearbeitet gebliebenen unbewussten Konflikt. Außerdem spielen lebensgeschichtliche Ereignisse eine Rolle, in gewissen Übergangszeiten können neue Konflikte entstehen. Freud erwähnt hier als Beispiel die Menopause der Frau. Da er sich bei seiner Konfliktbeschreibung auf *Triebkonflikte* fokussiert, beschreibt er nur wenige der Konflikte, die heute die Menschen in eine Therapie bringen. Bei ihm ist weder von *Burn-out* oder schmerzhaften Verlusten noch von der Frage nach dem Sinn des Lebens die Rede.

Gleichwohl bietet der hier besprochene Aufsatz weitere für uns interessante Aspekte. Einer der Gründe, warum in einer Therapie nicht umfassend alle Konflikte bearbeitet werden können, ist der, dass ein Therapeut bei seinem Patienten vielleicht nur eine bestimmte Art von Themen entdeckt. Es kann auch sein, dass eine besondere Übertragung bei dem Patienten ausgelöst wird. Wenn der Therapeut zum Beispiel Ähnlichkeiten mit seinem Vater hat, die ihm gar nicht bewusst zu sein brauchen, wird der Patient in dieser Therapie hauptsächlich Probleme aktualisieren, die mit der Beziehung zum Vater zusammenhängen, und andere Themen werden nicht oder nicht umfassend behandelt. Manchmal passt ein Konflikt auch lebensgeschichtlich gerade nicht in die Therapie: Kurz nach dem Tod meiner Mutter war es mir unmöglich, Probleme mit ihr zu thematisieren. Das hat dazu geführt, dass ich mich mit ihr erst viele Jahre später als mit meinem Vater aussöhnen konnte – und es brauchte eine weitere Therapie.

Manchmal reicht *eine* Therapie nicht aus, weil unsere Abwehrmechanismen zu stark sind. »Das Ich gewöhnt sich […] unter dem Einfluss der Erziehung, den Schauplatz des Kampfes von außen nach innen zu verlegen […], und tut wahrscheinlich zumeist gut daran. Während dieses Kampfes […] bedient sich das Ich verschiedener Verfahren, um seiner Aufgabe zu genügen, allgemein ausgedrückt, um Gefahr, Angst, Unlust zu vermeiden. Wir nennen diese Verfahren ›*Abwehrmechanis-*

men‹.« (S. 375 f.) Wir entwickeln also diese Abwehrmechanismen als Kinder zu unserem Schutz. Einen solchen Abwehmechanismus habe ich im Absatz *Schatten* beschrieben, und zwar den der *altruistischen Abtretung*, hinter der sich ein intensiver Wunsch nach Versorgtwerden verbirgt. Hinter einem aggressiven Habitus kann sich Verletzbarkeit verstecken, hinter einer arroganten Maske ein Minderwertigkeitsgefühl. Diese Abwehrmechanismen bieten uns in unserer Kindheit (meistens) einen wirksamen Schutz vor Verletzungen – ebenso behindern sie uns als Erwachsene, zum Beispiel beim Aufbau von Beziehungen oder daran, echte Freude zu empfinden. – Wir verteidigen uns vor Feinden, die uns gar nicht mehr angreifen.

Der Erfolg einer Therapie ist also *auch* davon abhängig, wie weit es uns gelingt, unsere Abwehr aufzugeben. Dazu braucht es auch ein Vertrauensverhältnis zum Therapeuten, also das sichere Gefühl, dass er uns niemals angreift – auch wenn er uns unangenehme Dinge sagt. Wenn das nicht gelingt, ist die Abwehr vielleicht zu stark. Das bedeutet, dass der *Angriff* in der Kindheit, gegen den diese Abwehr installiert worden ist, sehr heftig gewesen sein muss: Vernachlässigung, Demütigungen, Misshandlungen oder Schlimmeres. Da ist es nachfühlbar, dass ein Schutz nicht einfach aufgegeben werden kann. Früher nannte man Menschen, deren Abwehr so stark war, manchmal nicht therapierbar. Heute weiß man: Es braucht andere Verfahren, mehr Zeit, vielleicht auch einen Klinikaufenthalt – oder einfach mehr als eine Therapie.

Was eine Therapie nicht kann – und auch nicht will, ist, Ihre Persönlichkeit zu verändern. Sie können Ihre Probleme besser bewältigen, sicherer werden im Umgang mit anderen, freundlicher, stärker … Sie bleiben immer noch Sie selbst! Manchmal werden Anforderungen an Menschen gestellt wie: Du hast doch Therapie gemacht, du musst das doch verstehen. Du kannst doch besser bei unseren Streits nachgeben. Warum bist du denn immer noch so empfindlich? Lassen Sie sich nicht beirren: »Man hat den Eindruck, dass man nicht überrascht sein dürfte, wenn sich am Ende herausstellt, dass der Unterschied zwischen dem nicht Analysierten und dem späteren Verhalten des Analysierten doch nicht so durchgreifend ist, wie wir es erstreben, erwarten und behaupten.« (S. 368) – Und genau so ist es!

Die meisten Therapien helfen trotzdem! Eine Psychotherapie ist ein hochwirksames Verfahren zur Heilung seelischer und psychosomatischer Leiden wie Depressionen, Angst- oder Zwangserkrankungen und sogar bei Persönlichkeitsstörungen. Manchmal braucht sie eine Unterstützung mit Medikamenten, sogenannten *Psychopharmaka*. Selbst wenn Symptome nach einer abgeschlossenen Psychotherapie wieder auftauchen, gehen sie in der Regel schneller vorbei als ohne Behandlung. Insgesamt steigert sich das Wohlbefinden, das Gefühl von Zufriedenheit nach einer solchen Behandlung. Es wurde die Selbstwirksamkeitserwartung gestärkt, sodass sich auch noch nach der Behandlung die Verbesserung der subjektiven Befindlichkeit weiter steigern kann. Um diesen Prozess zu unterstützen, habe ich dieses Buch geschrieben.

Abschied muss sein

Ganz gleich, wie kurz oder lang, schmerzhaft, erfolgreich oder auch enttäuschend eine Therapie war, irgendwann geht sie zu Ende. In den Therapierichtlinien wird zwischen Beendigung einer Therapie und Abbruch unterschieden, so will ich es im folgenden Kapitel auch handhaben.

Für das *normale* Ende einer Therapie gibt es nur zwei Gründe – und im besten, dritten, Fall treffen diese beiden Gründe zusammen, nämlich, dass der erwünschte Erfolg erreicht ist, und zwar innerhalb des von der Krankenkasse bewilligten Zeitraumes.

1. Der gewünschte Erfolg ist erreicht

In der Regel haben Sie die Therapie mit einem konkreten Konflikt oder Symptom angetreten, wie zum Beispiel »In meiner Beziehung fühle ich mich zu abhängig und ängstlich« oder einer Depression mit ihren verschiedenen Symptomen. Dann mindern sich die Symptome, Ihr Leidensdruck lässt nach, Sie fühlen sich wieder wohler oder ganz wohl in Ihrer Haut. Manchmal haben Sie gar keine Lust mehr auf Ihre Therapiestunde, Sie brauchen Ihre Therapie nicht mehr. Um das Erreichte zu stabilisieren, können Sie mit Ihrer Therapeutin vereinbaren, die Zwischenräume zwischen den einzelnen Sitzungen zu verlängern, vielleicht die letzten acht Sitzungen vierzehntägig durchzuführen. Und dann ist es so weit. Auch wenn ein leicht wehmütiges Gefühl auftritt (siehe Abschnitt: »Was lasse ich zurück«), wissen Sie, dass Sie Ihre Therapeutin nicht mehr brauchen. Sie wird Ihnen nicht böse sein, wenn Sie ihr das so sagen. Schließlich gehört es zu ihrer Arbeit, sich überflüssig zu machen.

Unter uns gesagt: Ein bisschen Wehmut gibt es auch bei Ihrer Therapeutin. Erstens wird Sie immer von Menschen zurückgelassen, denen es gerade gut geht – in Beziehungen, die *draußen in der Welt* stattfinden, fängt jetzt ein besserer Teil an. Für die Therapie ist es das Ende der Beziehung. Zweitens sind Sie ihr natürlich nicht gleichgültig, schließlich kennt sie Sie schon lange und hat einiges mit Ihnen zusammen durchgestanden. Die meisten Therapeuten freuen sich daher, auch nach Beendigung einer Therapie noch mal von Ihnen zu hören, besonders, wenn eine wichtige Veränderung in Ihrem Leben eingetreten ist oder Sie an irgendeiner Stelle den Therapieerfolg besonders genießen konnten.

Natürlich sind Sie in keiner Weise verpflichtet, sich jemals wieder zu melden, Ihr *Arbeitsbündnis* ist einfach beendet. Und wenn Sie sich melden – mit einer kleinen Ansage auf die Sprachbox oder einer Ansichtskarte –, kann es sein, dass Ihre Therapeutin nicht antwortet. Ich bin sicher, sie hat sich trotzdem gefreut …

Sollte Ihnen im Nachhinein noch etwas einfallen, was Sie gern noch geklärt hätten, ist der gerade Weg, einen Termin für eine einzelne Stunde zu vereinbaren, die Sie gegebenenfalls selbst bezahlen müssen.

2. Kleiner Rückfall

Manchmal treten gegen Ende die Konflikte, weshalb Sie eine Therapie angefangen haben, erneut oder sogar verstärkt auf. Wir können hier von einer *Abschlussverschlimmerung* sprechen (analog der Erstverschlimmerung in der Homöopathie). Es ist, als sei die Stimme des inneren Kindes erwacht, die da sagt: »Hilfe, nein! Ich schaffe es noch nicht allein. Ich möchte noch ein bisschen hierbleiben.« Mit dem Ende einer Therapie wird auch deutlich, dass nicht alle Probleme des Lebens gelöst sind. Diese Erkenntnis kann uns für einen Augenblick in eine Abschlusspanik versetzen. Und natürlich kann uns immer wieder etwas passieren. Wenn die Zeit bleibt, kann dieser *Rückfall* noch in der Therapie thematisiert werden.

In den meisten Fällen reicht es, wenn Sie sich klarmachen, mit welchem Gefühl Sie sich entschieden haben, die Therapie zu beenden: Sie fühlen sich stabil und sind durchaus in der Lage, Ihr Leben ohne einen Therapeuten zu bewältigen. Alltagshilfen finden Sie ausreichend in Ihren Freundschaften.

Anmerkung: Es kann auch sein, dass ein Thema tatsächlich nicht ausreichend bearbeitet worden ist oder erst gegen Ende der Therapie auftaucht, weil es etwa hinter einem anderen Konflikt verborgen war. Davon mehr im Service-Kapitel.

3. Das Ende der bewilligten Sitzungen ist erreicht

Nach den Therapierichtlinien gibt es klare Höchstgrenzen für die Dauer einer Therapie, das heißt für die Anzahl der bewilligten Sitzungen. Diese Sitzungen werden in Abschnitten beantragt und bewilligt. Die Höchstgrenze ist in den drei anerkannten Richtlinien-Therapien unterschiedlich. Diese und die jeweiligen Höchstgrenzen sind im *Service-Teil* beschrieben.

In manchen Fällen scheint diese rigorose Begrenzung hart und ungerecht. Sie ist es auch! Bisher galt immer der Satz: »Therapie ist keine Lebensbegleitung.« Jetzt hat ein Gerichtsurteil diese Grenzen aufgeweicht: Wenn Sie der Meinung sind, Ihre Therapie sollte über die Richtlinien hinaus verlängert werden, muss Ihre Therapeutin derselben Meinung sein, da sie den Verlängerungsantrag und vielleicht auch eine Widerspruchsbegründung schreiben muss. Dieses Verfahren ist möglich, wenn ein psychisches Leiden besonders massiv ist oder wenn eine Mehrfach-Diagnose vorliegt. Wahrscheinlich (und Gott sei Dank) treffen diese Gründe nicht auf Sie zu. Wenn Sie das deutliche Gefühl haben, ein paar Stunden mehr würden Ihren Therapieerfolg deutlich verbessern oder um das noch nötige Maß stabilisieren, können Sie mit Ihrem Therapeuten vereinbaren, noch ein paar Sitzungen anzuhängen.

Möglich ist natürlich auch ein Ende der Therapie, bevor die bewilligte Stundenzahl ausgeschöpft ist, weil Sie Ihr Problem gelöst haben. Das ist doch wunderbar!

4. Therapieabbruch

Es gibt ein Ende der Therapie, im gegenseitigen Einverständnis oder auch nicht, vor dem Ende des Bewilligungszeitraumes und bevor das erwünschte Ziel auch nur annähernd erreicht ist. Manchmal gibt es *Unverträglichkeiten*, die auch bei intensiver Arbeit daran nicht geklärt werden können. Vielleicht beendet Ihre Therapeutin die Therapie, ohne dass Sie diesen Wunsch haben. In der Regel wird sie sich dann für zwei oder drei Abschlusssitzungen Zeit nehmen, um Ihnen ihre Gründe zu erklären. Aber: Ganz gleich, ob Sie diese Gründe nachvollziehen können oder nicht, es geht nicht ohne schmerzhafte Gefühle ab. Sie werden sich unverstanden, zurückgewiesen oder ungeliebt fühlen. Alte Kindheitsgefühle werden ganz massiv wieder aktiviert.

Bevor Sie sich eine neue Therapeutin suchen, warten Sie am besten, bis sich diese Gefühle ein wenig beruhigt haben. Diese Zeit und die damit einsetzende Distanzierung vom Geschehen ist notwendig und geschieht auch zu Ihrem Schutz. Wenn Sie mit all Ihrer Wut und Enttäuschung eine andere Therapeutin aufsuchen, wird diese Sie mit Sicherheit auffordern, Ihren Konflikt *vor Ort* zu klären. Im schlimmsten Fall gibt sie der Kollegin innerlich recht und hält Sie für einen besonders schwierigen Fall.

Es gibt Gründe für Therapeuten, die Therapie zu beenden, die gar nichts mit Ihnen persönlich und nichts mit Sympathie oder Antipathie der Therapeutin für Sie zu tun haben. So ist zum Beispiel ein Grund für eine Kurzzeittherapie, die Angemessenheit des Verfahrens zu überprüfen. Dann sagt Ihre Therapeutin nach einigen Stunden (gerade haben Sie sich an sie gewöhnt), dass Sie bei Ihr *nicht richtig* sind. Oder die Therapeutin fühlt sich in Ihrem Krankheitsbild nicht kompetent.

Wenn Sie Ihnen dann *kündigt*, ist das ein Zeichen von Professionalität und Verantwortungsbewusstsein. Wahrscheinlich sind Sie trotzdem gekränkt. Gleichzeitig können Sie jetzt gezielter nach dem richtigen Platz für sich suchen.

Natürlich können auch Sie Ihrerseits die Therapie abbrechen, Gründe gibt es viele. Sie werden es selbst spüren, *wenn gar nichts mehr geht*. Deshalb wende ich mich hier den Gründen zu, aus denen Sie Ihre Therapie *nicht* sofort beenden sollten:

1. »Ich habe kein Vertrauen zu der Therapeutin, ganz wichtige Dinge kann ich ihr nicht erzählen.« Wenn Sie im Erstgespräch und in den probatorischen Sitzungen ein gutes Gefühl gehabt haben, sich aber dann dieses Bedenken einstellt, ist das *kein* Grund, die Therapeutin zu wechseln. Vertrauen ist ein Gefühl, das wachsen muss und auf positiven Erfahrungen beruht. Dieses Gefühl von Anfang an haben zu müssen, ist eine (Selbst-)Überforderung. Warten Sie einfach noch ein bisschen. Die erste Zeit der Therapie dient sehr dem Aufbau der *Arbeitsbeziehung* und der Überprüfung, ob das gewählte Therapieverfahren angemessen ist.

2. »Ich habe einen heftigen Konflikt mit meiner Therapeutin, am liebsten würde ich gar nicht mehr hingehen.« Sie sollten den Konflikt in der Therapie austragen, er ist ein Geschenk! Mit Sicherheit kennen Sie ähnliche Konflikte aus Beziehungen in Ihrem Alltag oder in Ihrer Geschichte. In der Therapie, in der die beteiligte Person weniger involviert, weniger kränkbar ist, haben Sie die Möglichkeit zu verstehen, welche Psychodynamik sich hinter diesem Konflikt verbirgt. Und Sie können gleichzeitig die Erfahrung machen: Die Beziehung hält das aus. Schon haben Sie Punkt 1 gelöst, nämlich Vertrauen zu Ihrer Therapeutin gewonnen.

3. »Die Therapeutin hat mich sehr verletzt.« Das kann vorkommen. Die Gründe dafür können bei der Therapeutin liegen, wenn sie etwa mit ihrer eigenen Geschichte in das Thema verwickelt ist (psychoanalytisch ausgedrückt, liegt das Problem dann in der Gegenübertragung). Oder die Therapeutin hat eine richtige Deutung eines Ihrer

Probleme zu schnell oder zu einem falschen Zeitpunkt abgegeben. Die Ursache Ihrer Missstimmung kann auch bei Ihnen liegen: Sie wollen eine bestimmte Deutung nicht hören, Sie erwarten von Ihrer Therapeutin, dass Sie sich mit Ihrer Kränkung verbündet und Sie nicht auf Ihre Beteiligung an einem Konflikt hinweist. Manchmal reicht es, dass die Therapeutin ähnliche Worte / Mimik / Gesten gebraucht wie zum Beispiel Ihre Mutter. Dann haben Sie ein Problem mit Ihrer Übertragung. Auch diesen Konflikt können Sie (siehe Punkt 2) innerhalb Ihrer Therapie lösen.

Sollten Sie der Ansicht sein, dass es mit dieser Person wirklich nicht weitergeht, ist es die schlechteste Lösung, einfach nicht mehr hinzugehen. Ich einige mich mit Patienten, die andeuten, dass sie vielleicht die Therapie vorzeitig beenden wollen, darauf, dass sie es ansagen – etwa so »Die nächste Stunde wird die letzte sein.« Dann haben Sie noch die Möglichkeit, sich zu erklären. Ein völliger Abbruch wird sicher – nach anfänglicher Erleichterung – ein dauerhaft unangenehmes Gefühl hinterlassen. Bei der Therapeutin vielleicht auch, aber hier geht es um Sie.

Es gibt auch in diesem Fall (wenn Sie die Therapie abgebrochen haben) einen guten Grund, mit einem Neubeginn zu warten. Ich kann mir nämlich gut vorstellen, dass auch hier ein Erkenntnisgewinn zu machen ist, von dem Sie für sich und auch für den nächsten Therapieversuch profitieren können. Versuchen Sie, nachdem der erste Ärger verraucht ist, herauszufinden, was der eigentliche Konflikt war. Vielleicht finden sie Parallelen zu Konflikten, die Sie im Alltag auch manchmal haben oder hatten. Besprechen Sie sich mit Ihrer besten Freundin. Aber Vorsicht: Tun Sie das nur, wenn Sie aushalten können, dass diese Freundin Sie auf Ihnen unangenehme Dinge hinweist. Sie könnten sonst plötzlich das Gefühl haben, die Freundin stünde nicht mehr auf Ihrer Seite. Man findet leichter eine gute Therapeutin (auch, wenn die Suche langwierig sein kann) als eine gute Freundin!

Anmerkung: Es gibt auch weniger dramatische Gründe für einen Therapieabbruch. Sie ziehen in eine andere Stadt, die Therapeutin geht in Rente oder Ihre neue Arbeitszeit ist nicht mehr mit den Arbeitszeiten der Therapeutin kompatibel. Im Service-Teil gibt es einen kleinen Ansatz über »Weiterführung des therapeutischen Prozesses nach einem Therapieabbruch«.

5. Muss der Abschied wirklich sein?

Manchmal kommen Patienten, die bei mir eine Therapie abgeschlossen haben, zurück – für eine oder mehrere Stunden, manche für eine Kurzzeittherapie, einige auch für länger. Sie möchten ihr neues (oder neu aufgetauchtes) Problem mit mir zusammen bearbeiten, weil sie Vertrauen haben und ich ihre Geschichte kenne. Das ist in der Regel sinnvoll, erspart einige Stunden der Anamnese und Zeit für den Aufbau der Arbeitsbeziehung.

(Manchmal muss ich natürlich auch *zurückkommenden* Patienten eine andere Therapieform empfehlen – oder einfach auf das Ende meiner Weisheit hinweisen).

Also war – ohne dass wir es wussten – der Abschied nur ein Abschied auf Zeit. Es ist strittig unter den Psychotherapieschulen, aber ich sage beim Abschied immer, dass ich mich freue, etwas von meinem Patienten auch nach dem Ende der Therapie zu hören (siehe oben), und dass sie wiederkommen dürfen. In manchen Fällen gibt es nach dem Ende einer bewilligten Therapie auch gar keinen *echten* Abschied. Das ist dann der Fall, wenn ich der fachlichen Meinung bin, diese Patientin braucht einfach eine viel längere therapeutische Begleitung, als es die Therapierichtlinien für mein Verfahren vorsehen. Eine Neubewilligung ist erst nach zwei Jahren möglich, da die Patientin weder den Behandler noch die Methode wechselt und wir am selben Problem weiterarbeiten. So finden wir andere Möglichkeiten, die Therapie fortzusetzen: Die Patientin bezahlt entweder selbst – bei reduzierter Frequenz –, oder ich rechne in einer Weise mit der Krankenkasse ab, die ermöglicht, uns einmal im Monat zu treffen. Für besonders schwere psychische Erkrankungen gilt das im Serviceteil erwähnte Urteil des Sozialgerichts Marburg über den Therapieumfang.

Wenige Patienten gestatten sich selbst, über viele Jahre *immer mal wieder* zu kommen, meist mit konkreten Fragen oder in aktuellen Konflikt- oder Entscheidungssituationen. Manchmal wird dann der Wunsch ausgesprochen, so etwas wie eine lebenslange Begleitung zu haben – nicht mehr wöchentlich, aber immer mal wieder. Ich kann diesen Wunsch gut verstehen. Allerdings braucht es, um eine Kassenleistung beanspruchen zu können, wie der Gesetzgeber es formuliert, eine *psychische Störung von Krankheitswert*, pragmatisch: eine Störung, die die Arbeitsfähigkeit einschränkt oder ganz zum Erliegen bringt.

Manchmal ist es keine Störung von Krankheitswert, wenn ehemalige Patienten sich Einzelstunden für ihre Anliegen geben lassen. Aber die Psychotherapierichtlinie sagt: Psychotherapie ist keine Lebensbegleitung. Schade! Wir alle brauchen eine solche Begleitung, hin und wieder. In der Regel sind dafür ja unsere Freunde da. Manchmal allerdings brauchen wir jemanden, der uns kennt, der aber nicht mit uns *verwickelt* ist. Ich habe in meinem Leben einige Lehrer und Lehrerinnen gehabt, zum Teil als Therapeuten, als Supervisoren, zum Teil habe ich bei ausgewählten Menschen immer mal wieder Seminare oder Fortbildungen besucht oder mir auch Termine für Einzelgespräche geben lassen.

Also sehen Sie sich ruhig nach einer Begleitung um. Zögern Sie nicht, Ihren Therapeuten beim Abschied zu fragen, ob Sie ab und an wiederkommen dürfen. Und suchen Sie auch woanders: Manchmal kann man schon in einem Volkshochschulverzeichnis fündig werden, im Programm verschiedener Bildungsstätten für Erwachsene, manche Klöster bieten spannende Kurse zur Persönlichkeitsentwicklung an. Sie brauchen mit der Suche nach Unterstützung nicht zu warten, bis Sie krank sind im Sinne des Gesetzgebers.

Was lasse ich zurück

1. Die Gründe meines Kommens

Auf die Frage »Was lassen Sie hier zurück, wenn die Therapie beendet ist« antworten die meisten Menschen zuerst: »meine Angst« oder auch »meinen Schmerz, meinen Ärger, …« Sie beantworten also die Frage, als bezöge sie sich auf den Therapieerfolg. Der ist natürlich auch gemeint, und ich freue mich, wenn Patienten auf meine Frage spontan erzählen, in welchen Momenten ihres Lebens sie es jetzt leichter haben, welche Dinge sie anders sehen. Es geht um unangenehme Gefühle, die jetzt seltener auftreten, um angstbesetzte Situationen, die nun leichter zu bewältigen sind. Diese Dinge dürfen gern bei mir zurückbleiben, ich werde sie schon angemessen zu entsorgen wissen.

Wir sprechen dann über den Weg, den die Patientin zurückgelegt hatte und auf dem ich sie begleiten und unterstützen durfte. Natürlich bleibt auch manchmal eine Enttäuschung übrig, das Gefühl, nicht *weit genug* gekommen zu sein oder nicht genug *bekommen* zu haben.

Am Ende der Therapie ist es wichtig, das zu würdigen, was geschehen ist, was sich positiv verändert hat. Natürlich darf, soll und wird sich die Veränderung nach der Therapie fortsetzen. Darüber werde ich noch ausführlich schreiben.

2. Eine Beziehung bleibt zurück

»Eine Beziehung?«, werden Sie vielleicht erstaunt einwenden, »ich hatte keine Beziehung!« Doch, hatten Sie! Eine solche hatten Sie auch zu Ihren Lehrern oder haben Sie noch zu Ihrem Hausarzt. Nennen Sie es Arbeitsbeziehung oder Therapiebeziehung. Wir können immer, wenn sich zwei (oder mehr) Menschen regelmäßig treffen, von einer Beziehung sprechen. Das ist zugegebenermaßen eine grobe Definition. Was fehlt? Diese Treffen sind nicht zufällig, sondern verabredet. Sie dienen einem Zweck. Außerdem sind sie von Gefühlen begleitet, darin unterscheidet sich eine Therapiebeziehung nicht von einer (engen) Bekanntschaft oder sogar Freundschaft. Sie haben Ihren Therapeuten manchmal gern getroffen, manchmal hatten Sie keine Lust auf die Begegnung. Manchmal mochten Sie ihn oder sie besonders gern, manchmal fanden Sie diese Person unerträglich, ungerecht, rechthaberisch. Sie haben sich gewünscht, von ihr verstanden zu werden, leider hat das nicht immer geklappt, aber doch in den meisten Fällen. Sie fühlten sich wichtig in den Stunden und ernst genommen. Wenn Sie jetzt zur letzten Stunde gehen, kann das wehtun – mehr oder weniger stark fühlen Sie den Abschiedsschmerz.

Nun ist natürlich eine Therapie keine Freundschaft. Also: Was sind die Unterschiede? Da gibt es einige, auch wenn sie im Laufe der intensiven Arbeit manchmal nicht mehr präsent sind.

Anders als eine Freundschaft hat eine therapeutische Beziehung einen engen Rahmen, Setting genannt. Dazu gehört, dass Sie sich immer am selben Ort treffen – und nie (außer zufällig) außerhalb der Praxis. Und treffen Sie sich zufällig außerhalb der Praxis, kommt es höchstens zu einem kurzen Gruß, nicht zu einem persönlichen Gespräch. Bei manchen Therapeuten kommt es auch nur dann zu einem Gruß, wenn Sie zuerst grüßen. Dabei geht es nicht um Höflichkeit, sondern um die Verschwiegenheitspflicht Ihres Therapeuten. Vielleicht wollen Sie gar nicht, dass irgendjemand mitbekommt, dass Sie diesen Menschen kennen. Vielleicht wollen Sie selbst ihm auch nicht außerhalb des Rahmens begegnen.

Ich kann mich gut erinnern, dass ich gegen Ende meiner Psychoanalyse einmal meinem Analytiker auf der Straße begegnet bin. Ich hatte eine sehr frühe Stunde und war sogar dazu noch zu früh. Kurz vor seiner Haustür kam mir ein großer Mann im Mantel und mit einem Hut (!) entgegen, der eine Brötchentüte in der Hand hielt. Es war Herr P., mein Therapeut!

Das ergab ein gutes Thema für eine der letzten Stunden: Eigentlich wollte ich gar nicht wissen, dass Herr P. ein Leben außerhalb der drei Wochenstunden hatte, die er mit mir in seiner Praxis verbrachte. Ich musste akzeptieren, dass er einen normalen Alltag hatte, mit Frau und Kind, und er so etwas Normales tat, wie Brötchen zu holen. Später, als ich dann selbst Therapeutin war, sah ich ihn öfter – als Kollegen. Inzwischen ist die Befangenheit verflogen.

Die Therapie findet immer im gleichen Raum statt und meist auch immer zur gleichen Zeit. Sie haben einen Vertrag: Der Therapeut hält sich zu den vereinbarten Stunden für Sie bereit, und Sie kommen – und bezahlen für die Sitzung, meist tut Letzteres Ihre Krankenkasse. Manchmal kommen Sie auch nicht und müssen trotzdem dafür bezahlen, wenn Sie die Stunde nicht rechtzeitig absagen. So kurzfristig kann Ihre Therapeutin die Stunde nicht weitervergeben, sie hat kein Wartezimmer, aus dem sie einfach den nächsten Patienten aufrufen kann.

Patienten? Ja, die meisten Therapeuten nennen ihre *Kunden* Patienten, ihre Arbeit eine Behandlung. Letzteres ist nicht ganz gerecht, weil ja die meiste Arbeit in einer Therapie Sie selbst tun mussten, anders als beim Zahnarzt oder bei einer Massage, wo Sie sich passiv behandeln lassen.

Trotz aller Unterschiede ist das, was da zwischen Ihnen und der Therapeutin stattfindet, eine Beziehung, eben eine etwas andere Art von Beziehung. Ein weiterer, deutlicher Unterschied liegt darin, dass die Therapeutin sehr viel mehr von Ihnen weiß als Sie von ihr. Diese Einseitigkeit würden Sie einer Freundin nicht durchgehen lassen! Bei besonders konventionellen, strengen Analytikern ist es manchmal so, dass Sie *gar nichts* über ihn wissen. Diese Art der persönlichen Zurückhaltung wird *Abstinenz* genannt.

Die meisten Therapeuten sind nicht mehr so streng abstinent. Natürlich dürfen Sie Ihrem Therapeuten Fragen stellen. Die meisten Therapeuten werden Ihnen antworten – immer im Rahmen des Settings. In den letzten Jahren hat es einige Untersuchungen dazu gegeben, ob es dem Therapieverlauf schadet, wenn die Patientin etwas Persönliches über ihren Behandler weiß. Ergebnis: In angemessenem Maße ist es eher unterstützend, kleinere Informationen über den Behandler zu haben.

Eine meiner Therapeutinnen nannte sich selbst »eine Therapeutin zum Anfassen«. Anfangs traute ich mich – nach den Erfahrungen mit einem sehr abstinenten Analytiker – nicht, ihr Fragen zu stellen. An eine für mich damals ungeheuer wichtige persönliche Bemerkung kann ich mich gut erinnern. Als ich einmal sehr zweifelte, ob es überhaupt hilfreich sei, eine oder mehrere Therapien zu machen, sagte ich zu ihr, ich könne mir kaum vorstellen, jemals so zufrieden, selbstbewusst und erfolgreich zu sein wie sie. Sie sah mich an und antwortete: »Dann kannst du dir wohl auch nicht vorstellen, dass ich einmal knalldepressiv war.« Nein, konnte ich nicht. Aber der Gedanke, dass man in einer Therapie wirklich *gesund* werden konnte, war sehr hilfreich. Merke: Auch Therapeuten sind Menschen.

Das ist also die Beziehung, die mit der Therapie zu Ende geht. Und sie kann auch nicht auf privater Ebene weitergehen. Erstens verbietet es das Berufsethos – in den Ethikbestimmungen für Therapeuten wird mindestens ein Jahr Abstand verlangt, bevor es zu einer privaten Beziehung kommen darf. Das hat gute Gründe: Denken Sie nur an die Ungleichheit in der Beziehung. Vielleicht kann man direkt nach abgeschlossener Therapie noch gar nicht unterscheiden, ob man diese Person wirklich zum Freund oder zur Freundin haben will – man kennt sie ja kaum. Vielleicht passt sie gar nicht in Ihren Freundeskreis oder ist privat überhaupt ziemlich schrullig …

Ein weiterer Grund ist folgender – und der ist mir immer besonders wichtig: Es kann einfach sein, dass jemand, der schon einmal bei mir in Behandlung war, wiederkommen möchte. Das passiert manchmal noch nach Jahren, sei es, weil das alte Problem wieder oder ein neues Problem aufgetaucht ist. Sind wir inzwischen in privatem Kontakt, gibt es den Rahmen für eine Therapie nicht mehr.

Aus dem gleichen Grund ist es schwierig, jemanden als Patienten anzunehmen, der eng mit einem ehemaligen Patienten verbunden ist –

ganz gleich, ob familiär oder freundschaftlich. Empfehlen Sie Ihre Therapeutin also gar nicht oder nur sehr gezielt weiter, und vor allem nicht an Menschen, mit denen Sie irgendwie im Konflikt sind. Ich mache das an einem Beispiel deutlich: Frau T. hatte ein sehr enges Verhältnis zu ihrem Sohn, sie tat alles für ihn – nur seine Freundin mochte sie nicht. Mit ihr gab es regelmäßig heftige Konflikte, was wiederum den Sohn sehr belastete und in Konflikte mit Frau T. brachte, in denen er sich ziemlich übel verhielt, wie mir von meiner Patientin berichtet wurde. Also bat sie mich, nach Ende ihrer Therapie den Sohn in Behandlung zu nehmen. Weil ich sie gern mochte und sie mir leidtat, erfüllte ich ihr den Wunsch. Schon bei den ersten Gesprächen mit dem Sohn wurde deutlich, wie stark Frau T. versuchte, in seine Beziehung einzugreifen. Ich stärkte ihn in seiner Abgrenzung von seiner Mutter und darin, auf der Seite seiner Lebensgefährtin zu stehen. Ich hatte Frau T.s impliziten (obwohl eigentlich deutlichen) Auftrag erst gar nicht verstanden, nämlich ihren Sohn in *ihrem* Sinn zu beeinflussen. – Und dann habe ich diesen Auftrag nicht erfüllt! Eines Tages erzählte mir also Herr T. junior, mittwochs brauche er gar kein Gespräch mit seiner Mutter führen, sie sage dann immer: »Hat dir das Frau Rohwetter eingeredet?« Oder: »Frau Rohwetter hat auch nicht immer recht!« (Womit Frau T. natürlich recht hat.)

Nun möchte ich noch den wichtigsten Unterschied zwischen einer »realen« und einer therapeutischen Beziehung nennen. In der therapeutischen Beziehung sind Sie kein anderer Mensch als in Ihren Freundschaften. Sie verhalten sich ähnlich (wenn auch in abgeschwächter Form), Sie werden in ähnliche Auseinandersetzungen geraten. Wenn Ihre Freundin gekränkt ist oder wenn Sie sich gekränkt fühlen, ist es oft schwierig, zu einer Lösung zu kommen. In der Therapie gehören Konflikte zum »Arbeitsmaterial«. Die therapeutische Beziehung trägt sie, ohne daran zu leiden. In diesem Rahmen kann das Geschehene *bearbeitet* werden, also verstanden in seiner (lebensgeschichtlichen) Ursache, seinen akuten Auswirkungen. Alternativen (z. B. zu Ihrem Umgang mit Kränkungen) können erarbeitet werden. In der Regel ist die Therapeutin nicht gekränkt, wenn Sie ihr etwas vorwerfen oder einfach schlechte Laune haben, sondern versucht mit Ihnen zusammen Gründe zu finden. Natürlich ist eine Therapeutin nicht völlig *unkränkbar*, denn, siehe oben: Sie ist auch ein Mensch. Und das ist gut so, denn nur auf diesem Hintergrund kann in der Therapie das entstehen, was der Meinung der meisten Wirksamkeitsforscher nach das ist, was heilt, nämlich eine Beziehung. In der Therapie wird diese Beziehung Übertragung genannt. Wenn Sie also in der Therapie wütend auf Ihre Therapeutin sind, weil die wie Ihre Mutter aussah, guckte, sprach, ist das gut: Sie sind in einer Übertragung, die geklärt werden kann. Oft erleben Sie die Therapeutin in einer positiven Übertragung, wenn sie Ihnen hilft. Manchmal ist sie die einzige *gute Mutter*, die Sie je hatten. Wie es an dieser Stelle weitergehen kann, beschreibt die Übung »Das gute Objekt finden«.

Das ist also die Beziehung, die Sie verlieren: Eine Beziehung, in der es nur um Sie geht, in der Sie ohne Bedingung sein dürfen, wie Sie sind (aber nicht so bleiben müssen). Das ist schon ein Grund, ein bisschen traurig zu sein, auch wenn Ihr Problem, weshalb Sie die Therapie begonnen haben, ganz oder weitgehend gelöst oder lösbar geworden ist. Sie verlieren einen Menschen, der Sie über eine Strecke Ihres Weges intensiv und unterstützend begleitet hat. Und diesen Menschen lassen Sie nun zurück.

Wenn wir mit unseren Abschlussbetrachtungen in einer Therapie an dieser Stelle angekommen sind, frage ich häufig: »Gibt es noch etwas, was Sie mir sagen möchten?« Dabei geht es darum, dass kein Unbehagen zurückbleibt, Kränkungen noch angesprochen werden können. Natürlich kann es vorkommen, dass Sie sich auch einmal von Ihrer Therapeutin unverstanden gefühlt haben. Nun ist eine Gelegenheit, das noch zu klären. Natürlich dürfen Sie auch eine positive Rückmeldung geben – oder sich einfach bedanken.

3. Ein Raum wird verlassen

Nicht zuletzt bleibt ein Raum zurück, und zwar wörtlich und auch in zeitlicher Dimension. Sie verlassen den Raum, der hoffentlich freundlich gestaltet war, sodass Sie sich in ihm wohlfühlen konnten. In diesem Raum haben Sie viele Stunden verbracht. Hier war ein Ort, in dem Sie wichtig waren, in dem es nur um Sie ging. Die Welt war ausgeschlossen, und wenn Sie es nicht wollten, wusste niemand, wo Sie gerade waren. Einen solchen Raum zu etablieren, gelingt im Alltag selten. Im Zuge der elektronischen Erreichbarkeit wird es immer schwerer, einfach einmal »unterzutauchen« und ganz für sich zu sein. Dabei tut das so gut. Hierzu finden Sie Ideen im Absatz *Übergangsstunden* (S. 40), in der Übung *Trittsteine* (S. 70) und bei den Meditationsübungen.

Übergänge I

Der Übergang von der Therapie zum »Leben nach der Therapie« besteht aus zwei Abschnitten, der letzten Therapiephase und der ersten Zeit danach. Wenn Sie Ihre Therapie behutsam beenden, wird es Ihnen leichter fallen, sich wieder in Ihren *unbegleiteten* Alltag einzufinden. Ihren Alltag haben Sie auch vor der Therapie schon bewältigt. Nun soll es etwas ruhiger, entspannter, konfliktfreier zugehen. Dafür erwarten Sie mehr Augenblicke von Sorglosigkeit, Zufriedenheit und Freude. Vielleicht verändert sich äußerlich gar nicht so viel in Ihrem Leben, Sie können einfach das, was schön ist, mehr genießen, weil nicht mehr so sehr die Sorgen im Mittelpunkt stehen. Um die Sorgen kümmern Sie sich erst wieder, wenn sie aktuell sind – und Sie wissen, dass Sie (fast) alles bewältigen können.

1. Ein Tagebuch

Ich schlage Ihnen vor, dass Sie (mindestens) von den letzten zehn Sitzungen ein Protokoll (ein sogenanntes Therapie-Tagebuch) schreiben. Dort notieren Sie das, was Sie jeweils erfahren haben. Also alles, was wichtig für Sie in Ihrem (neuen) Leben sein wird. Sie beschreiben den Konflikt, den Sie bearbeitet, und die Lösung, die Sie gefunden haben. Dabei entsteht ein kleiner Katalog von Lösungsmöglichkeiten für wiederholt auftretende Probleme. Hilfreich ist es, wenn Sie dabei von einer akuten, realen Situation ausgehen, damit neu gefundene Lösungen übertragbar werden auf andere Konfliktsituationen.

Hier das Beispiel eines solchen Tagebucheintrages:

»Thema: Ich habe Gerlinde schon wieder Geld geliehen, obwohl ich es nicht mehr tun wollte. Sie zahlt es einfach nicht zuverlässig zurück.

Mein Motiv: Meine Gründe liegen auf zwei Ebenen. Erstens kann ich nicht ›Nein‹ sagen, wenn mich jemand um etwas bittet, weil derjenige mir dann seine Zuneigung entziehen könnte. Meine Mutter hat immer signalisiert: ›Wie soll ich dich denn noch lieb haben, wenn du nicht tust, was ich mir wünsche?‹ Die zweite Ebene ist, dass Gerlinde wirklich in einer prekären Situation steckt und mir leidtut.

Lösung: Gerlinde ist nicht meine Mutter. Aber es ärgert mich, wenn sie so sorglos mit unseren Verabredungen umgeht. Ich fühle mich dann nicht ernst genommen. Ich möchte ihr weiterhin helfen, werde aber klarere Bedingungen für die Rückzahlung mit ihr vereinbaren und auch Verabredungen für den Fall treffen, dass es nicht klappt. Vielleicht kann sie mir dann auch so einen tollen Pullover stricken, wie sie es für ihre Schwester getan hat.«

Ich gebe zu, dieses Beispiel ist ein bisschen – sagen wir – plakativ. Doch Sie wissen sicher, wie es gemeint ist. Bei allen Konflikten ist es wichtig, dass Sie Ihre Gefühle, Ihre Position und Ihre eigenen Wünsche gut verstehen. Genau das gibt Ihnen jetzt die Freiheit, Verhaltensalternativen auszuprobieren. Das, wovor Sie als Kind Angst hatten, wird nicht geschehen – und wenn, können Sie es bewältigen, weil Sie erwachsen sind! Sollte Gerlinde Ihnen tatsächlich die Freundschaft kündigen, weil Sie ihr nicht mehr bedingungslos Geld leihen, dann war sie nicht wirklich Ihre Freundin.

2. Merken Sie sich

Nebenprodukt der oben beschriebenen Tagebuch-Arbeit sind bestimmte Sätze, die Sie auf etwas Wichtiges aufmerksam machen. Wenn Ihnen diese Sätze im richtigen Augenblick zur Verfügung stehen, werden Sie manchen Konflikt vermeiden können. Sie verhalten sich klarer, das ist die beste Vermeidungsstrategie.

Aus dem Beispiel mit Gerlinde lassen sich folgende Sätze ableiten:

»Gerlinde (der Name ist austauschbar) ist nicht meine Mutter.«

»Ich brauche klare Verabredungen.«

»Ich möchte fühlen können, dass ich ernst genommen werde.«

»Probleme, die mir als Kind Angst machten, kann ich jetzt bewältigen.«

»Das, wovor ich mich so oft gefürchtet habe, tritt sicher nicht ein.«

Jeder Satz steht auf einer eigenen Karteikarte, alle zusammen stecken in einem Kästchen. In Problemfällen fragen Sie hier um Rat – und Sie werden feststellen, dass Sie die beste Ratgeberin für sich selbst sind.

3. Schreiben Sie sich Postkarten

Eine schöne Möglichkeit, den Übergang zu gestalten, ist das Schreiben von Postkarten. Sie wählen ein paar schöne Postkarten aus und frankieren sie. Im Rahmen der letzten Therapiestunden fallen Ihnen oder Ihrem Therapeuten einige ermutigende Sätze ein, die Sie sich *eigentlich* merken wollen, freundliche Sätze über Sie, das, was Sie erreicht haben in der letzten Zeit. Auf den Karten steht, was Sie unbedingt für sich tun wollen – und was Sie nicht mehr wollen.

Für die Verwendung dieser Karten gibt es (mindestens) zwei verschiedene Möglichkeiten: Ihr Therapeut kann sporadisch und in ganz willkürlichen Abständen eine der Karten in den Postkasten werfen. Immer, wenn Sie eine Postkarte erhalten, haben Sie zumindest eine Erinnerung daran, dass das Leben nach der Therapie sich von dem davor unterscheiden sollte – und dass Sie immer noch etwas dafür tun können. Wenn Sie ein bisschen Glück haben, kommt die Postkarte im richtigen Augenblick, nämlich genau dann, wenn Sie einen Rat oder Unterstützung brauchen.

Sicherer ist es, diesen Dienst von einer Freundin zu erbitten. Eine Freundin, der Sie vertrauen, die Sie sehr gut kennt und Sie nach der Therapie gut beobachten kann. Wahrscheinlich haben Sie ihr schon während der Therapie einiges darüber erzählt, worum es gerade ging, was gerade Ihr Thema war. Bitten Sie diese Freundin, eine der Karten abzuschicken, und zwar so, wie es ihr inhaltlich am passendsten scheint. Vielleicht kommt dann eine Karte an, in der Sie keinen Zusammenhang mit Ihrem aktuellen Problem sehen. Aber seien Sie gewiss: Mit sehr großer Wahrscheinlichkeit gibt es diesen Zusammenhang. Und er wird tiefer liegen, als Sie ihn gerade vermuten. – Ich habe da volles Vertrauen zum Unbewussten, und zwar zu Ihrem und zu dem Ihrer Freundin.

Die dritte Möglichkeit, mit Ihren Karten umzugehen, ist die, dass Sie sie einfach unter Ihren Verwandten, Freundinnen und Bekannten verteilen mit der Bitte, sie Ihnen irgendwann zuzusenden. Wenn Sie mögen, geben Sie einen Zeitraum vor: nicht in den nächsten drei Wochen und nicht später als in einem Jahr …

4. Briefe an die Zukunft

Sie können sich einen oder mehrere Briefe selbst schreiben. In diesen Briefen soll es darum gehen, die Person, die Sie jetzt sind, mit der Person in Kontakt zu bringen, die Sie sein werden oder zu sein wünschen. Es gibt zwei Schwerpunkte, die wichtig darzustellen sind. Deshalb schlage ich vor, dass Sie mindestens zwei Briefe schreiben. Die Briefe beginnen mit der Anrede: »Liebes zukünftiges Ich!«, wahlweise »Liebe Karin in der Zukunft« oder etwas Ähnliches in Ihren Worten.

Um diese Briefe schreiben zu können, ist eine kleine Vorübung hilfreich:

Übung: Ich in der Zukunft

Legen Sie sich entspannt hin, schließen Sie Ihre Augen, atmen Sie sanft und achten Sie darauf, dass alle Muskeln weich werden. Stellen Sie sich einfach vor, dass Sie im Bett, an Ihrem Lieblingsort oder in Ihrer Traumwohnung liegen. Wenn Sie ganz tief entspannt sind, öffnen Sie die Augen – aber nur in Ihrer Vorstellung. (Von nun an findet alles nur in Ihrer Vorstellung statt!) Ihr Blick fällt auf einen Kalender, und Sie sehen das Datum von heute in drei Jahren. Wenn Sie in einer sehr schwierigen Lebenssitua-

tion leben, können Sie dieses Datum auch ein oder zwei Jahre weiter in die Zukunft verschieben. Damit die Imagination reibungslos verläuft, sollten Sie vor Beginn der Übung festlegen, zu welchem Zeitpunkt in der Zukunft Sie erwachen.
Sie werden also genau heute in drei Jahren an einem sonnigen Tag wach, öffnen die Augen, sehen sich um. Wo befinden Sie sich? Genau da, wo Sie zu sein wünschen! Nehmen Sie Ihre Umgebung detailliert wahr. So schön ist es hier! Denken Sie daran, wie und mit wem Sie den Tag heute verbringen werden. Vielleicht gehen Sie gleich zu Ihrer Arbeitsstelle, um einen Job zu machen, der Sie außerordentlich befriedigt. Sie sind mit Ihrer Liebsten verabredet oder treten gleich eine große Reise an. Auf jeden Fall sind Sie froh, Sie sind in einem guten Leben, fühlen sich stark und einfach richtig.
Nun stehen Sie auf und betrachten sich im Spiegel. Alle Vorurteile und Kritik an Ihrem Äußeren, an Ihrer Schönheit, der Beschaffenheit Ihres Körpers sind verschwunden. Sie sehen sich an, drei Jahre älter geworden. Sehen Ihren Körper, der Ihnen treue Dienste leistet, Sie in der Welt repräsentiert, Sie mit der Welt verbindet. Augen, die Sie das Schöne sehen, Ohren, die Sie das Leben hören lassen, Hände, es zu ergreifen. Sehen Sie Ihren Körper und bedanken Sie sich bei ihm für seine Treue. Begrüßen Sie Ihr Spiegelbild und sagen Sie ihm freundlich: »Hallo, Karin der Zukunft, da bist Du also. Ich freue mich, Dich kennenzulernen!«
Und mit dem starken Gefühl, sich gefunden zu haben, wenden Sie sich nun den Anforderungen des Tages zu.

Beenden Sie diese Übung mit ein paar tiefen Atemzügen, öffnen Sie Ihre Augen. Als Letztes versuchen Sie, sich das gute Gefühl, sich gefunden zu haben, im Hier und Jetzt festzuhalten. Wie man das macht? Im NLP nennt man das *Gefühle verankern*. NLP bedeutet Neuro-Linguistisches Programmieren, es ist eine Psychotechnik, die mit Ergebnissen der Hirnforschung arbeitet. Verankern bedeutet, das Gefühl so festzuhalten, dass es auch in Krisensituationen erinnerbar und abrufbar bleibt.

Folgendermaßen verankern Sie ein (positives) Gefühl: Sie spüren dem Gefühl in Ihrem Körper nach. Wo ist es körperlich am deutlichsten wahrzunehmen? Legen Sie Ihre Hand an diese Stelle, verbinden Sie sich genau an dieser Stelle mit Ihrem Gefühl. Ziel ist es, dass Sie auch in schwierigen Situationen dieses Gefühl spüren können, indem Sie mit der Hand die besagte Stelle berühren. Dazu braucht es ein bisschen Übung. In der Traumatherapie habe ich diese Übung mit großem Erfolg für Patienten eingesetzt, die im Alltag an Ängsten leiden, die mit ihrem Trauma verknüpft sind.

Wenn Sie das positive Gefühl, die starke, sichere Person der Zukunft, verankert haben, können Sie Ihrem zukünftigen Ich Briefe schreiben.

Im ersten Brief beschreiben Sie, was Sie für Ihr zukünftiges Ich tun wollen:

»*Liebes zukünftiges Ich!*
In meiner Therapie habe ich verstanden, was mir fehlt, wie ich sein möchte. Vielleicht klappt nicht alles, was ich mir vorgenommen habe, und ich werde immer ich bleiben. Du bist das Ich, das ich werden möchte. Um mich Dir anzunähern, kann ich einiges tun: Du möchtest weniger schüchtern sein und Dich extrovertierter ausdrücken. Ich verspreche Dir, dass ich noch in diesem Jahr eine Laien-Theatergruppe suche, um meinen Selbstausdruck zu üben. Vielleicht werde ich sogar ein paar Gesangsstunden nehmen, meine Therapeutin hat mir eine tolle Lehrerin empfohlen. Ich werde genauer hinhören, wenn Du einen Wunsch äußerst, und nicht mehr sagen: ›Das geht nicht, weil …‹ Stattdessen werde ich mich fragen: ›Das ist eine gute Idee – wie kann ich die umsetzen?‹

Auf diese Weise kann ich Dir immer näher kommen. Ich freue mich darauf!

Herzliche Grüße, Deine Karin von heute (Datum einfügen).«

Ihren zweiten Brief richten Sie an ein zukünftiges Ich, als sei es schon Realität. Sie sehen dieses Ich in seiner Stärke, mit seinen Möglichkeiten, die es nun hat und umsetzt, und bitten es um Unterstützung, etwa so:

»Liebes zukünftiges Ich!
Ich weiß, dass ich so werden möchte wie Du. Du hast die Freiheit, zu tun, was Du möchtest – oder Dich zu entscheiden, das zu tun, was du tun musst, ohne zu grollen oder Dich ungerecht behandelt zu fühlen. Ich kann das alles nicht, immer wieder falle ich in alte Verhaltensweisen zurück, habe dieselben Auseinandersetzungen, lasse mich ausnutzen, bin launisch und ungerecht. Ich brauche Deine Unterstützung, und vor allem bitte ich Dich, mir Zeit zu lassen, mich aber immer wieder darauf hinzuweisen, was ich eigentlich wollte. Jetzt höre ich gerade das Zauberwort, das Du mir immer wieder mit auf den Weg geben musst: Ich kann das alles noch nicht. Aber: Es wird jeden Tag ein bisschen besser, und Du hilfst mir, achtsam zu bleiben. Schön, dass es Dich in mir schon gibt!

Herzlich, Deine Karin (Datum von heute).«

Vielleicht geben Sie irgendeinem Gegenstand in Ihrer Nähe den Auftrag, Ihr Ich der Zukunft zu repräsentieren. Das könnte ein besonderes Tuch sein, ein Stein, ein Kettenanhänger. Egal, was es ist, wenn Sie es berühren, denken Sie daran, dass Sie Ihren Weg nach der Therapie weitergehen wollen.

5. Übergangsstunden

Eine nette und hilfreiche Übung sind auch die »Übergangsstunden«. Sie sagen gleichzeitig etwas darüber aus, wie ernst Sie sich und Ihre Pläne nehmen.

Was ist damit gemeint? Wenn Ihre Therapie zu Ende geht oder schon zu Ende ist, haben Sie wöchentlich eine Stunde Zeit gewonnen. Sollten Sie die Therapie »ausschleichen« lassen, haben Sie vierzehntägig eine Stunde gewonnen. Statt diese Stunden gleich wieder Ihrer normalen Alltagstätigkeit einzuverleiben, können Sie diese Zeit für sich nehmen. Sie brauchen noch niemandem zu erzählen, dass Sie keine

Therapie mehr haben. Alle sind daran gewöhnt, dass Sie einmal in der Woche verschwinden. Tun Sie das weiterhin!

In dieser Stunde dürfen Sie alles machen, was Ihnen Spaß macht und wofür Sie immer schon mal Zeit haben wollten: schwimmen oder spazieren gehen, Yoga-Unterricht nehmen oder Ihnen bekannte Übungen regelmäßig machen, Briefe oder Tagebuch schreiben, Romane lesen, im Café sitzen und Leute ansehen, in der Stadtbücherei herumschmökern und so weiter. Einzige Bedingung: keine Kontakte pflegen, nichts tun, was zu Ihren Pflichten gehört.

Wie lange halten Sie das durch? Natürlich könnten Sie in dieser Zeit etwas *Sinnvolleres* tun, als sie zu *vertrödeln*. Und ist es nicht unehrlich, den anderen nichts davon zu sagen, dass Sie gar nicht mehr zur Therapie gehen, sondern sich einen schönen Tag – eine schöne Stunde – machen? Nehmen Sie alle Gefühle und Bedenken wahr: Das sind Ihre Widerstände, die Sie hindern, sich um sich selbst zu kümmern. Was sind Ihre Gründe? Für egoistisch und verantwortungslos gehalten und nicht mehr gemocht zu werden? Sie spüren noch einmal alte Muster und Abhängigkeiten und haben jetzt die Chance zu einem neuen Umgang damit. Dieser neue Umgang heißt: Ich habe ein Recht auf eine private Stunde. Und vor allem und immer wieder: Ich stehe an erster Stelle (vielleicht abgesehen von einem kleinen Baby, um das Sie sich kümmern müssen), denn wenn es mir nicht gut geht, kann ich auch nicht gut mit und für die anderen sein. Deshalb habe ich meine Therapie angefangen.

Vielleicht wird Ihnen diese *Einzelstunde* mit der Zeit langweilig. (Vorsicht, nicht zu früh zu diesem Grund greifen – es könnte sich um eine Ausrede handeln.) Dann können Sie natürlich den Inhalt erweitern um: Kaffeetrinken mit einem Freund, Joggen mit einer Freundin, Blumen kaufen für die Balkonbepflanzung – Zeit haben für *Sinnvolles*, das außerdem Spaß macht.

PS: Wenn Sie dieses Buch erst lesen, nachdem Ihre Therapie schon eine Weile zu Ende ist, gehören die Übergangsstunden trotzdem Ihnen. Nehmen Sie den Termin Ihrer Therapiesitzungen und tun Sie allen, die es wissen müssen, einfach kund, dass Sie zu diesem Zeitpunkt für eine Weile noch einen festen Termin haben. Viel Spaß bei dieser *Ich-Pflege*.

6. Notfallkoffer

Als Vorbereitung für die Zeit nach der Therapie packen wir entweder schon in der Behandlungszeit oder in den Übergangsstunden zwei *Notfallkoffer*, einen realen und einen imaginären oder theoretischen.

In den realen Notfallkoffer (Sie können ihn auch *persönliche Apotheke* nennen) kommen Dinge, die Sie brauchen, wenn Sie, wie der Name schon sagt, in Not geraten. Diese Not kann darin bestehen, dass Sie sich einfach gerade überfordert fühlen, dass alte, beigelegt geglaubte Konflikte wieder auftauchen oder gar heftige Gefühle Sie überfallen wie: Ich schaffe doch nichts, ich mache immer alles falsch, ich bin es nicht wert, dass … Sie spüren die alten Ängste und Depressionen …

Also: Ihr Notfallkoffer enthält alles, was Sie brauchen, um Ihre Stimmung zu heben. Denken Sie daran, was Ihnen guttut. Das soll möglichst *körpernah* sein. (Shopping hilft da nicht, das werden Sie sicher schon erfahren haben – es hebt die Stimmung nur im Augenblick des Kaufens. Alkohol hilft auch nicht, weil Sorgen bekanntlich schwimmen können.)

Hinweise geben Ihnen die Antworten auf folgende Fragen:

Wie bewege ich mich gern? Welches Spiel, welches Buch, welche Musik mag ich? Welcher Duft hebt meine Stimmung, in welcher Form? Als Riechöl, Körperlotion, als Badezusatz? Welchen Tee trinke ich besonders gern? Was habe ich als Kind schon gerne gegessen?

Alles, was Sie brauchen, um diese kleinen Tröster benutzen zu können, kommt in die persönliche Apotheke. Auch wenn es eine besondere Schokolade ist! Diese gehört nicht in den Familien-Vorratsschrank, sondern in Ihren Notfallkoffer, auch der besondere Tee. Und eine Baldriantinktur darf es auch sein. Ebenso brauchen Sie eine Liste mit Notfalltelefonnummern – von der besten Freundin, einer Beratungsstelle, Ihrem Hausarzt. Vielleicht gibt es auch einen Stein, von dem Sie glauben, dass er Ihnen Kraft geben kann. Das kann der Stein besonders gut, wenn Sie ihn mit einer sehr angenehmen Situation in Verbindung bringen, zum Beispiel: Diesen Stein habe ich an einem glücklichen Tag am Strand von Baltrum gefunden. Nun wünsche ich Ihnen, dass Sie Ihren Notfallkoffer nie brauchen.

In Ihren imaginären Notfallkoffer gehören drei bis vier Übungen, die Sie gern machen. Am besten ist es, diese Übungen ohne Not auszuprobieren. Sehr beruhigend können auch andere Entspannungsübungen sein, wie Autogenes Training, Muskelrelaxation, verschiedene Yoga-Übungen und Meditationsformen. Alle diese Methoden werde ich Ihnen in einem besonderen Kapitel vorstellen.

Am Ende einer Therapie bleibt manchmal eine Enttäuschung übrig, das Gefühl, nicht *weit genug* gekommen zu sein oder nicht genug bekommen zu haben. Nehmen Sie dieses Gefühl ernst und als Motivation, Ihren therapeutischen Prozess, also die Entwicklung Ihrer Persönlichkeit, in eigener Regie fortzusetzen.

Übergänge II

Ein Übergang ist wie eine Brücke über einen Fluss. Dieser Übergang besteht immer aus drei Teilen: das Verlassen vertrauten Terrains, der Weg zu einem neuen Gebiet (also die eigentliche Brücke – nicht mehr hier und noch nicht da) und das Betreten des neuen Gebietes. Letzteres gehört deshalb zum Übergang, weil es noch nicht vertraut ist. Übergangsituationen sind immer schwierig und oft schmerzhaft, und wir haben im Leben einige davon zu bewältigen: vom Kindergarten zur Schule, von der Schule in die Berufsausbildung oder das Studium, nach bestandenen Prüfungen in die Arbeitswelt der Erwachsenen, ins Elternsein, aus dem Berufsleben ausscheiden. Der letzte Übergang ist der Übergang in den Tod. Trennungen, Arbeitsplatz- und Ortswechsel sind ebenfalls Übergänge.

Der Übergang von der Therapie in das Leben ist in der Regel nicht so schwerwiegend und schmerzhaft wie einige der oben angeführten Beispiele. Und doch braucht er Beachtung, damit sich beim Ankommen jenseits der Brücke erfüllt, was wir uns von dieser Reise versprochen haben. Im Abschnitt Übergänge I haben wir uns mit Teil eins (vertrautes Terrain verlassen) und zwei (die Brücke betreten) beschäftigt. Hier folgt nun Teil drei: Sie betreten Neuland und richten sich dort gemütlich ein.

Sie sind mit allem, was Sie dazu brauchen, gut ausgestattet. Einiges davon bringen Sie aus der Therapie mit, anderes hatten Sie immer schon zur Verfügung, Sie haben schließlich Ihr Leben lange auch ohne Therapie bewältigt. Einiges von dem Werkzeug, das Sie im Leben brauchen, um es sich gut einzurichten, haben Sie zwar besessen, aber vergessen, dass sie es hatten. Sie haben es nun wiedergefunden – und finden auch mit diesem Buch noch ein paar Hilfsmittel.

1. Angekommen – und was fehlt?

Erinnern Sie sich an das Kapitel *Was lassen Sie zurück?* Jetzt geht es darum, diese Frage so differenziert wie möglich zu beantworten. Die Stichpunkte waren: die Gründe meines Kommens, eine Beziehung, ein Raum. Diese Elemente gilt es nun, am neuen Ufer zu schaffen, je nachdem, welche Probleme und Bedürfnisse übrig geblieben sind, die Sie nun aus eigener Kraft bewältigen (können).

Ich heiße Sie nun also am neuen Ufer willkommen und möchte Ihnen eine Ermutigung für den Anfang aussprechen:

Nach der Therapie sind Sie nicht für immer vollkommen glücklich. Und es kann uns in diesem Leben *immer etwas passieren*. Wichtig ist, dass Sie sich von der Erwartung lösen, dass etwas Negatives geschieht. Die Wahrscheinlichkeit, dass etwas Schönes passiert, ist viel größer. Wenn Sie das in den Fokus nehmen, sehen Sie das freundliche Gesicht der Nachbarin ebenso wie den schönen Urlaub, den Sie jetzt schon für den nächsten Sommer planen. Sie spüren die Liebe (zu) Ihrer Familie, das Aufgehobensein unter Freunden.

Auch können Sie sicher sein: Wahrscheinlich wird es nie wieder so schlimm sein wie das, was mir schon geschehen ist – und das habe ich auch überlebt, sogar wenn es mir als Kind geschah. Durch die Therapie sind die alten Wunden ein wenig – oder ganz – verheilt. Wir wissen nun, dass wir erwachsen sind und den Stürmen und Anforderungen des Lebens ganz gut standhalten können. So dachte ich zum Beispiel, als ich in einem Traumurlaub den Knoten in meiner Brust fühlte, und auch danach, bei den wirklich unangenehmen Behandlungen immer wieder: »Wie gut, dass das jetzt passiert, wo ich so zufrieden in meinem Leben bin. Jetzt kann ich es bewältigen.« Natürlich war es trotzdem schwer genug. Ich habe es bewältigt und bin stolz darauf.

Und für den Fall, dass Sie wieder einmal von alten Gefühlen überwältigt werden oder sich in alte Konflikte verstricken, sagen Sie sich nicht: »Egal, wie viel Therapie ich mache, es bleibt doch alles beim Alten!« Denken Sie einfach an den Satz aus dem Vorwort: »Nur Teufel fliegen geradeaus, Engel fliegen in Spiralen.« Sie sind nicht wieder an derselben Stelle, sondern *über* dieser Stelle – auf einer anderen Ebene. Dazwischen liegen Lebenszeit und die Erkenntnisse der Therapie, die Sie nun anwenden können.

Gehen wir also die obigen drei Punkte durch:

2. Der Umgang mit dem Zurückgelassenen

Sie lassen Probleme zurück. Sie haben die Probleme, derentwegen Sie eine Psychotherapie begonnen haben, gelöst. Und was ist, wenn diese Probleme wieder auftauchen? In Stresssituationen kann es geschehen, dass Sie genauso reagieren, als hätten Sie nie eine Therapie gemacht. Das ist leicht zu erklären: Ihre alten, im Gehirn verankerten Verhaltensmuster sind zwar überschrieben, aber nicht gelöscht. Außerdem wissen wir vom schnellen, archaischen Reagieren des Kleinhirns. Psychologisch beschrieben passiert Folgendes: Wir haben unsere Verhaltensweisen entwickelt, als wir noch sehr jung waren. Aufgrund oft schmerzhafter Erfahrungen haben wir ein Verhalten (meist unbewusst) gewählt, das uns vor negativen Folgen schützte. Gewünscht war natürlich, unser Verhalten möge uns Zuneigung einbringen. Damit waren wir sehr erfolgreich, so haben wir uns vor größeren Verletzungen bewahren und im Extremfall sogar unser Leben schützen können.

Hier ein (vereinfachtes) Beispiel: Wenn Kinder oft für kleine Vergehen hart bestraft werden, suchen sie nach Lügen und Ausreden, um diesen Strafen zu entgehen. Werden sie dabei erwischt, gibt es natürlich auch eine Strafe. Aber nach einiger Zeit entwickelt sich mit viel Phantasie eine große Geschicklichkeit – und die meisten Strafen werden vermieden. Dieses Verhalten ist für einen erwachsenen Menschen natürlich inakzeptabel, und es kann viele Sympathien und sogar Beziehungen kosten. Also wird er versuchen, sich wahrhaftiger zu verhalten, vielleicht, nachdem er in einer Therapie seine Gründe verstanden hat. Dann braucht es natürlich noch einige Zeit (und Geduld), um im Alltag das nicht mehr sinnvolle Verhalten abzulegen. Gerät dieser Mensch nun in Stress, wird er davon überrascht, dass er bei einem Fehler *erwischt* wird, stellt er fest, dass er etwas Wichtiges vergessen, einen Termin versäumt oder ein Versprechen nicht gehalten hat, wird seine Angst vor einer Strafe wiederbelebt – und bevor er nachgedacht hat, hat er schon eine einleuchtende Ausrede von sich gegeben. Seien Sie also geduldig mit sich, Veränderungen brauchen ihre Zeit, und trösten Sie sich mit dem oben genannten klugen Satz der Hildegard von Bingen.

Und wenn nun ganz neue Problem auftauchen, die in der Therapie nie Thema waren? Erste Hilfe: Ausatmen, einatmen, lächeln: Das kann doch nicht sein! Bevor Sie glauben, sich sofort wieder in eine psychotherapeutische Behandlung begeben zu müssen, gehen Sie nach folgendem Ausschlussverfahren vor:

Haben Sie dieses Problem wirklich noch nie gehabt? Oder war es bisher kein Problem? Wie haben Sie die Situation bewältigt? Oder sind Sie zum ersten Mal in einer solchen Lage? Dann handelt es sich wahrscheinlich nicht um ein behandlungsbedürftiges psychisches Problem, sondern *einfach* um eine Herausforderung, wie das Leben sie öfter mal für uns bereithält. Sie werden diese Herausforderung annehmen, nachdem Sie realistisch geprüft haben, ob das Problem lösbar ist.

Anmerkung: Wenn ein Problem nicht lösbar ist, ist es kein Problem, sondern eine Widrigkeit im Leben, die wir so hinnehmen müssen. Wichtig ist es, sich gerade *nicht* die Frage zu stellen: »Ist dieses Problem lösbar?« Die darauf möglichen Antworten sind nur Ja oder Nein – und Sie können sich irren. Die konstruktivere Frage lautet: »*Wie* ist dieses Problem lösbar?« Das schwächt Ihren Widerstand und mildert das Gefühl, in einer Falle zu sitzen. Sie dürfen auch andere Menschen um ihre Ideen bitten. Erst wenn nach längerem, fröhlichem und ernstem Nachdenken wirklich niemandem etwas einfällt, ist das Problem so, wie es sich Ihnen im Augenblick darstellt, wohl nicht zu lösen. Jetzt ist Ihre Gelassenheit gefragt!

Manchmal gibt es gar kein benennbares Problem, sondern einfach nur ein diffuses Unbehagen, manchmal auch schlechte Laune genannt, das Gefühl, dass irgendetwas nicht in Ordnung ist oder dass etwas fehlt. Ein solches Gefühl kann sehr beeinträchtigend und – gerade nach eben beendeter Psychotherapie – auch beunruhigend sein. Sie sind natürlich auch sehr sensibilisiert dafür, wenn etwas nicht stimmt, seien es gewisse Äußerungen Ihrer Mitmenschen, ein bestimmtes Lachen, das sich falsch anfühlt, ein guter Wunsch, dem Sie nicht glauben – und so weiter. Dieses Gefühl, das ich *diffuses Unbehagen* nenne, hat immer recht! Irgendetwas ist nicht in Ordnung. Aber: Der Auslöser kann etwas ganz Kleines, Unbedeutendes sein, das die Heftigkeit des Gefühls gar nicht rechtfertigt. Deshalb ist es wichtig, die Ursache herauszufinden. Meist löst sich das Gefühl dann auf und weicht einer deutlichen Erleichterung: »Ach so, das war es nur! Das ist ja nicht wirklich schlimm!«

Und so können Sie herausfinden, was los ist:

Übung: Den Fokus finden

Der Fokus eines psychischen Problems, sozusagen die »Brandursache«, liegt in einem Konflikt unserer frühen Lebensjahre. Um diese Konflikte zu finden und zu klären, haben Sie eine Psychotherapie gemacht. In dieser Übung geht es um nichts anderes – nur in einem wesentlich kleineren Format: Wir klären die Ursache unseres augenblicklichen, diffusen Unbehagens.

Setzen Sie sich also in Ruhe an einen möglichst störungsfreien Ort. Vor sich haben Sie auf dem ansonsten leeren Tisch nichts weiter als ein leeres Blatt Papier und einen Stift. Schließen Sie die Augen und spüren Sie Ihrem Unbehagen im Körper nach. Wo spüren Sie das Gefühl im Körper besonders? Verbinden Sie sich mit dieser Stelle. Mit etwas Glück haben Sie hier schon das Ergebnis: »Ich habe vergessen, Tante Anna eine Geburtstagskarte zu schicken!« Eine der Ursachen dieses merkwürdigen Gefühls ist nämlich eine (vorbewusste) Erinnerung an etwas, das getan werden muss. Wenn Sie noch zu keinem Ergebnis gekommen sind, kommen jetzt Papier und Stift zum Einsatz. Schreiben Sie eine Liste: Woran muss ich denken, was ist wichtig in der nächsten Zeit oder war wichtig in den letzten Tagen?

Wenn Sie jetzt immer noch nichts gefunden haben – und Ihnen noch Zeit bleibt, gehen Sie einen Schritt tiefer und schreiben eine weitere Liste. Auf dieser Liste steht alles – nur als Stichworte, ganz kommentarlos –, was Sie zur Zeit irgendwie stört. Vergessen Sie auch Dinge nicht, die ein wenig außerhalb Ihrer augenblicklichen Wahrnehmung liegen: Kontostand? Wichtiges Gespräch in naher Zukunft? Geheimnisse? Jemanden beschummelt? (Um eigene Gefühle zu *bereinigen*, braucht es Ehrlichkeit sich selbst gegenüber.)
Wenn das alles nicht wirksam war, versuchen Sie es mit einer der Meditationstechniken *Innere Zuflucht* oder *Gefühle besänftigen*.

Vor allem aber gilt: Nicht jeder Regentag bedeutet einen verregneten Sommer, und nicht jede schlechte Laune ist ein Symptom für eine Depression. Sollten aber *schlechte Launen* bei Ihnen häufig sein, gibt es wahrscheinlich in Ihrem Leben einiges zu verändern. In diesem Buch finden Sie eine Reihe von Anregungen dazu. Es kann auch einfach sein, dass Ihre Therapie Sie sehr sensibilisiert hat und Sie Ihre Alltagsprobleme viel deutlicher wahrnehmen. Auch dann gilt es, die Dinge zu verändern, die Sie stören – so sie veränderbar sind.

Noch ein kleiner Hinweis zu den Alltagsproblemen: Niemand hat gesagt, dass es nach einer Therapie keine Probleme mehr gibt. Allerdings können Sie besser damit umgehen, sogar wenn es um etwas wirklich Schwieriges geht.

Sie lassen eine Beziehung zurück. Das Wichtigste an einer Psychotherapie ist die Person des Therapeuten. In der Therapie wird eine Beziehung aufgebaut, die realen Beziehungen nicht unähnlich ist. Sie haben Vertrauen entwickelt und die Bereitschaft, sich zu öffnen. Dazu gehört auch, dass Sie eingewilligt haben, die Probleme, die Sie beschäftigten, genau zu betrachten, aus der Perspektive einer anderen Person. Diese Person stand zwar immer auf Ihrer Seite, war aber nicht immer Ihrer Meinung. Um manche Punkte haben Sie vielleicht sogar gerungen. Oft – längst nicht immer – mussten Sie Ihrer Therapeutin recht geben. So lange hatten Sie Ihre Probleme auf eine bestimmte (für Sie gut begründete!) Art und Weise betrachtet. Nun haben Sie festgestellt, dass man das Ganze auch anders sehen kann. Als Therapeutin höre ich oft den Satz: »So habe ich das noch nie gesehen.« Und in der Regel ist damit eine große Erleichterung verbunden: Wenn zum Beispiel das, was der Lehrer damals gesagt hat, als harsche Kritik verstanden werden kann, aber auch als: »Ich weiß, dass du es besser kannst.«

Nun sagt Ihre Therapeutin eben nichts mehr – und Sie finden die veränderte Perspektive von ganz allein? Patienten sagen manchmal, wenn Sie von einer problematischen Situation in ihrem Alltag erzählen: »Da habe ich mich gefragt, was Sie wohl dazu sagen würden. So habe ich eine Lösung gefunden.« Innerlich haben sie sich auf mich *berufen*, aber natürlich haben sie die Lösung allein gefunden. Diese Art der Konfliktbewältigung ist eine gute Zwischenlösung. Ich bin für die Patienten oftmals so etwas wie ein *gutes Objekt*, jemand, bei dem sie sich sicher und akzeptiert fühlen. Dieses äußere gute Objekt nehmen sie nach innen. Und nach einer Weile ist es völlig integriert, es trägt nicht mehr mein Bild, sondern das eigene – oder ein ganz anderes. In meinem Buch »Den Inneren Kritiker zähmen« habe ich ausführlich über die Instanz des guten Objekts geschrieben.

Sie können das gute Objekt bei sich selbst installieren und so Ihre eigene Beraterin werden. Dazu gibt es jetzt eine kleine Imaginationsübung:

Übung: Das gute Objekt finden

1. Kennen oder praktizieren Sie eine der Übungen vom sicheren Ort? Dann benutzen Sie diese und machen bei 2. weiter. Für alle anderen geht es hier weiter: Gehen Sie in Ihrer Phantasie an einen Ort, an dem Sie sich wohl und sicher fühlen. Gestalten Sie diesen Ort, bis er perfekt ist. Sie können dazu einen Zauberstab benutzen. Wenn alles so ist, wie Sie es sich wünschen, begeben Sie sich in eine sitzende Position, genießen Sie die Ruhe des Ortes.
2. Nach einer Weile sehen Sie eine freundliche Gestalt auf sich zukommen, die Sie liebevoll ansieht und begrüßt. Da ist es schon, Ihr inneres, gutes

Objekt. Sie können es jederzeit aufsuchen, ihm alle Fragen stellen, die Sie haben. Es hat (fast) auf alles eine Antwort, wird niemals ungeduldig und kann Sie wunderbar trösten! Stärken Sie die Beziehung zu diesem Objekt, indem Sie es sich so konkret wie möglich ausmalen, ihm vielleicht sogar einen Namen geben. Suchen Sie es so oft wie möglich auf.

Diese Instanz des guten Objekts befindet sich natürlich nicht ausschließlich an Ihrem sicheren Ort. Es ist immer und überall bei Ihnen, weil es ein Teil von Ihnen ist. Die Entwicklung ist also folgende:

Sie fragen sich:

1. »Was würde meine Therapeutin dazu sagen?«
2. »Was rät mein gutes Objekt mir?«
3. »Wie entscheide *ich* in dieser Situation?«

Mit diesem guten Objekt ist nicht nur eine kluge, beratende und unterstützende Instanz gemeint. Es gehört auch ein mütterlicher Teil dazu. Mütterlich ist eine Person, bei der wir uns geschützt, emotional genährt, als Person akzeptiert fühlen. In der Therapie sind wir wichtig, unsere Bedürfnisse haben Vorrang vor den Bedürfnissen der Therapeutin. So etwas erleben nur sehr kleine Kinder mit ihren Müttern. Nach einer solchen Person sehnen wir uns alle. Ein Teil dieses Bedürfnisses wird in einer guten Partnerschaft befriedigt, ein Teil in Freundschaften und manchmal auch bei unseren noch lebenden Eltern. Wenn wir aber unsere Beziehungen zu sehr mit unserer Bedürftigkeit belasten, bekommen wir vielleicht Probleme. Der andere fühlt sich ausgenutzt, und die Beziehung gerät in eine Schieflage. Also muss es noch einen anderen Weg geben, bestimmte Bedürfnisse zu erfüllen. Es gibt ihn! Und er heißt *Selbstbemutterung*, und das meint nichts anderes, als sich selbst eine gute Mutter – ein Muttersatz zu sein.

Diese Aufforderung zur Selbstbemutterung ist missverständlich: Jedes vernachlässigte Kind ist sich selbst ein Muttersatz, weil es tapfer nach Wegen sucht, mit dem Leben zurechtzukommen. Dies geschieht zu einer Zeit, in der das Kind eigentlich noch gar nicht in der Lage ist, sich um sich selbst zu kümmern, und in der es noch ein absolutes

Recht auf Bemutterung durch einen zugewandten, liebevollen Erwachsenen hat. Folge dieser frühen Überforderung ist eine Pseudoautonomie, die in der Regel mit einer Bindungsproblematik einhergeht. Einem solchen Kind wird es später schwerfallen, sich vertrauensvoll in eine Partnerschaft zu begeben. Es hat ja nie gelernt, dass es als Mensch mit seinen Bedürfnissen für andere wirklich wichtig ist.

Hier ist mit Selbstbemutterung die erwachsene, reife Fähigkeit gemeint, sich liebevoll um sich selbst zu kümmern. Das einfachste Beispiel ist das Essen: Ein hungriges Kind weint und wartet darauf, gefüttert zu werden. Eine Person, die die Verantwortung für sich selbst übernommen hat, versorgt sich rechtzeitig und mit schmackhaftem und gesundem Essen. Letzteres ist wörtlich gemeint und gleichzeitig als Metapher für das, was Selbstbemutterung meint, nämlich sich selbst *genug vom Richtigen* zu geben – oder zu wissen, wo man es bekommt und es sich dort holt.

Und am Ende stellen Sie fest, dass Sie diese Instanz schon in sich tragen, sie ist identisch mit dem guten Objekt.

Erwachsensein und Selbstverantwortung sind Begriffe, die nach erhobenem Zeigefinger klingen. Viele Menschen haben Angst davor, *so zu werden*. Sie verbinden damit Pflichten, lähmenden Alltag, die Unmöglichkeit jeglicher Spontaneität, also etwas ganz und gar Freudloses. Dabei ist das Gegenteil der Fall: Ein erwachsener Mensch hat viel mehr Freiheiten als ein Kind oder ein Jugendlicher. Der erwachsene Mensch kann Entscheidungen treffen, sein Leben gestalten und tun, was ihm wirklich wichtig ist.

Was nun meint Selbstbemutterung konkret? Auf keinen Fall ist damit gemeint, sich *etwas Schönes* zu kaufen. Eine gute Mutter kauft ihrem Kind nur das, was sie als echten Wunsch erkannt hat. Wenn Sie also *immer schon* rote Schuhe haben wollten, können Sie sich eines Tages diese Freude machen. Ansonsten sorgt die Mutter hauptsächlich *körpernah* gut für ihr Kind. Auf diese Weise erleben wir Zuwendung am intensivsten – durch Blicke, Worte und Berührungen. Natürlich ist es schön, diese Aufmerksamkeiten von anderen zu bekommen. Und Sie können sie sich auch selbst geben. Indem Sie einen Blick in den Spiegel tun, können Sie sich sagen: »Guten Morgen, meine Schöne! Heute creme ich dich ganz sorgfältig mit der gut riechenden Körperlotion ein.« Kommt Ihnen das merkwürdig vor? Das macht nichts! Einfach ausprobieren …

Eine gute Mutter sind Sie sich selbst auch, wenn Sie sich nicht beschimpfen, falls Ihnen ein Missgeschick passiert sein sollte, sondern indem Sie den Schaden still beseitigen und sich sagen: »Es ist schon wieder gut.«

Sie lassen einen Raum zurück. Das klingt erst einmal undramatisch. Es ist aber einschneidend! Haben Sie ein eigenes Zimmer? Einen Ort, an den Sie sich zurückziehen können aus dem Trubel des Berufs- und Familienalltags? Notfalls reicht auch der Lieblingssessel in einer ruhigen Ecke, auf dem Ihre Lieblingswolldecke liegt. Es kann aber auch ein Café sein, in das Sie sich manchmal (allein) flüchten, um ein wenig Ruhe zu haben – oder das wöchentliche Mittagessen mit Ihrer besten Freundin.

Sehen Sie sich hier vielleicht schon einmal die Übung *Trittsteine* aus dem Kapitel »Große Vorsätze« an. Sie brauchen kleine Energieladestellen im Alltag, einen Raum jenseits von Pflicht, Arbeit und Anspruch, aber auch jenseits aller sozialen Kontakte, um, so die schöne Metapher, *zu sich zu kommen.* – Und für die Reise in die eigene Fremde!

Welcome back im Alltag

1. Beziehungen neu gestalten

Natürlich waren Sie auch während der Therapie in Ihrem Alltag. Sie haben dieselbe Arbeit gemacht, in derselben Familie gelebt, mit denselben Freunden gefeiert oder gestritten. Mit einer Ausnahme: Wenn Sie in einer stationären Therapie (psychosomatischen Klinik) waren, sind Sie nach deren Ende sofort wieder mit dem Alltag konfrontiert worden. Dann erleben Sie das, worum es hier geht, noch viel intensiver, manchmal auch schmerzlicher. Für die Umgebung, in die Sie zurückkommen, ist alles beim Alten geblieben. Nur Sie haben sich verändert!

Wenn Sie eine ambulante Therapie gemacht haben, wird Ihnen immer wieder in unterschiedlich großen Dosierungen in Ihrer Umgebung etwas begegnet sein, was wir Therapeuten *Widerstand* nennen. Dies geschah besonders intensiv, wenn Sie gerade das Gefühl hatten, einen großen Schritt gemacht, eine wichtige Erkenntnis gewonnen zu haben. Langsam begann sich Ihr Verhalten zu ändern, Sie waren vielleicht weniger verletzlich, konsequenter in Ihrem Tun oder auch mehr darauf bedacht, zu Ihrem Recht zu kommen, ein bisschen mehr auf die eigenen Wünsche zu achten.

Das gefällt Ihrer Umwelt nicht, da gerät etwas ins Wanken, was doch lange irgendwie funktioniert hat. So haben Sie zum Beispiel immer wieder »Nein« gesagt, wenn Ihre Kinder etwas tun wollten, was Sie für unangemessen hielten, letztlich dann aber doch nachgegeben. Nun sind Sie nicht mehr so bequem. Die anderen fühlen sich verunsichert, wissen noch nicht, wohin der Weg geht. Vor allem Kinder mögen es nicht, wenn die Eltern nicht mehr berechenbar sind, und sei diese Veränderung noch so positiv.

So sagte mein kleiner Sohn (damals fünf Jahre alt), als ich einmal sein Zimmer aufgeräumt und verschiedene Dinge daraus entfernt hatte – natürlich nach mindestens einem Dutzend Aufforderungen und Ermahnungen, dass er sein Zimmer aufräumen solle: »Mami, du weißt doch, ich liebe keine Veränderungen!« Heute, als erwachsener Mann, sagt dieser Sohn immer noch dasselbe, wenn auch auf höherem Niveau, nämlich: »Never change a running system!« Dabei bezieht er sich heutzutage eher auf die Installierung von Software auf meinem Computer. Und er hat meine vielen persönlichen Veränderungen gut überstanden!

Manchmal scheitern Beziehungen tatsächlich daran, dass sich einer der Beteiligten verändert. Ihr Partner ist vielleicht nicht bereit, eine Veränderung, die Ihnen guttut und die für Sie richtig und wichtig war zu akzeptieren, geschweige denn, sich mit zu verändern. Das ist allerdings die Ausnahme. Auf jeden Fall muss jetzt *Nach-Therapie-Arbeit* auf beiden Seiten getan werden. Sie integrieren Ihre neuen Erfahrungen in sich – und in Ihren Alltag, Ihr Verhalten und Ihr Gefühlsleben. Die Personen in Ihrer Nähe müssen erst einmal herausfinden, was jetzt anders ist. Dabei sind sie gleichzeitig mit neuen eigenen Gefühlen als Reaktion auf die Veränderungen konfrontiert. Diese können von sanfter Verunsicherung bis zu heftigen Ängsten reichen:

- Liebt sie mich jetzt nicht mehr?
- Wird sie sich nicht mehr um mich kümmern?
- Bin ich immer noch gut genug?
- Was muss ich jetzt alles tun, was ich bisher nicht getan habe?
- Was darf ich nicht mehr tun, was bisher selbstverständlich für mich war?

Kinder stellen sich solche Fragen, aber auch Ihre Freunde, Ihre Lebensgefährtin oder Ihr Ehemann. Manchmal steht sogar die Angst im Raum, die Therapeutin habe zu einer Trennung geraten.

Diese Zeit nach der Therapie ist auch deshalb besonders anstrengend, weil Ihre Umgebung vielleicht geglaubt hat, mit dem Ende wäre auch die Zeit der Veränderungen vorbei – und man könne zum Gewohnten zurückkehren. Immer wieder erzählen Patienten, dass sie von nahen Mitmenschen gefragt würden: »Wie oft willst du denn noch da hingehen?«

Veränderungen sind immer schwierig, auch wenn man sie freiwillig macht. Sie haben sich in diesen Prozess begeben, *weil* Sie sich verändern wollten! Mindestens genauso schwierig sind die Veränderungen für die passiv Beteiligten, sie verdienen deshalb Geduld, hier und da eine Erklärung (aber nicht zu viele, darauf kommen wir noch) – und ein bisschen Mitgefühl. Mit leicht ironischem Unterton nimmt es die Dramatik aus mancher Situation: »Du hast es gerade schwer mit deiner Mama / deiner Freundin.«

Gleichzeitig ist diese Konfrontation mit Ihrer Umgebung im Widerstand für Sie nicht nur anstrengend, sondern auch gefährlich! Es kann passieren, dass Sie ermüden, auch dass andere Sie zermürben oder hilflos machen. Ein Beispiel: Sie haben mit Ihrem Mann vereinbart, dass er von nun an einen Abend in der Woche allein für die Kinder zuständig ist, während Sie sich mit einer Freundin treffen, bei der Sie manchmal auch übernachten wollen. Er ist einverstanden. Sie haben eine Zeit lang einen freien Abend in der Woche gehabt, die angespannte Beziehung zu Ihrer Freundin kehrt sich gerade wieder der alten Vertrautheit zurück, da ruft Ihr Mann an und sagt: »Du, es tut mir leid, aber es wird spät heute Abend. Mein Chef hat …«

Wenn das einige Male passiert, verlieren Sie die Lust auf Ihren freien Abend, nachdem es einige Kämpfe darum gegeben hat. Sie geraten in Zweifel, ob Ihr Wunsch wirklich so wichtig ist. Mit Kindern passieren solche Situationen andauernd: »Ich wasche deine Wäsche nur noch, wenn du sie in die Waschküche bringst«, haben Sie Ihrem pubertierenden Sohn verkündet. Nachdem Sie einige Male eine Waschmaschine mit zwei Jeans und vier T-Shirts gefüllt haben, gehen Sie wieder in sein Zimmer und suchen die Schmutzwäsche zusammen – und sei es nur, so sagen Sie sich zu Ihrer Entschuldigung, damit die Waschmaschine voll wird. Was natürlich ökologisch sinnvoll ist. Schaden tut es nur Ihrer eigenen Ökonomie, nämlich Ihren psychischen Kräften und Ihrer Persönlichkeitsentwicklung. Wenn Sie angedrohte Konsequenzen nicht verwirklichen können, drohen Sie einfach nicht damit! Was macht es schon aus, die schmutzige Wäsche der Kinder einzusammeln? Die Belohnung dafür ist ein entspannteres Verhältnis. In wenigen Jahren müssen die Kinder sowieso ihre Wäsche selbst waschen; und sie lernen es, das weiß ich genau. Ich habe zwei erwachsene Söhne! Eine andere Lösung als nachzugeben braucht der oben beschriebene Konflikt um Ihren freien Abend. Da ist Ihre Phantasie gefragt. Sie könnten einen Babysitter bestellen, den selbstverständlich Ihr Mann bezahlen muss. Oder Sie bringen Ihr Kind zu seinem Lieblingsspielkameraden, …

Ich arbeite dieses Beispiel weiter aus, um ein Modell für neue Konfliktlösungsmöglichkeiten darzustellen. Sie sind jetzt frei, das Kämpfen sein zu lassen. Sie können Ihre Konflikte auf neue Weise lösen – oder sie ungelöst lassen. Statt zu kämpfen, können Sie die richtige Frage stellen, eher sich selbst als Ihrer pubertierenden Tochter. Für das Wäscheproblem wären die Fragen vielleicht: Warum weigert sie sich? Hat sie wirklich keine Zeit, hat sie etwas ganz anderes im Kopf? Oder ist es ein Ausdruck der Abneigung dagegen, erwachsen und nicht mehr versorgt zu werden? Diese Art Fragen zu stellen sind Teil einer Technik der »Gewaltfreien Kommunikation« und heißt *Einfühlung geben*. Natürlich können Sie zuerst sich selbst Einfühlung geben: »Warum ist es mir so wichtig, dass mein Kind die Wäsche selbst in die Wäschekorb bringt? Welche Gefühle, Bedürfnisse, Wünsche verstecken sich dahinter?« Diese Introspektion (Innenschau) sind Sie sicher aus Ihrer Therapie gewohnt. Die Antworten auf die Fragen können vielfältig sein: »Ich fühle mich ausgenutzt, nicht richtig wahrgenommen. Keiner bedankt sich für meine Leistungen. Ich bin eine schlechte Mutter, wenn ich meinem Kind nicht beibringe, dass …« Und so weiter. In den meisten Fällen werden Sie sehen, dass Sie um ganz etwas anderes kämpfen als um die Wäsche – und dass Ihre Gefühle und Wünsche wenig mit der Situation zu tun haben.

Hier noch eine kleine – hoffentlich entspannende – Anmerkung zum Kurzzeitgedächtnis: Wenn Ihr Sprössling verspricht, das zu tun, worum Sie ihn gebeten haben, meint er das ehrlich! Leider hat er es nach wenigen Sekunden wieder vergessen, so funktioniert sein Kurzzeitgedächtnis (unseres manchmal auch), weil er so viele *wichtigere* Dinge im Kopf hat.

Wenn Sie die alten Kämpfe weiterkämpfen, verlieren Sie langsam die Errungenschaften der Therapie. Sie sagen sich womöglich: »Das war Theorie, die Praxis sieht eben anders aus«, und verfallen wieder in Ihre alten Verhaltensmuster. Außerdem haben Sie vielleicht auch ein wenig Angst bekommen:

- Sind Ihre neuen Forderungen wirklich angemessen?
- Mag Ihre Familie, mögen Ihre Freunde Sie noch, wenn Sie sich verändern, wenn Sie nicht mehr *nett* sind?

Vielleicht stellen Sie sogar den ganzen Sinn der Therapie infrage: Vielleicht ist doch *alles gut*, wenn ich mich mit dem einrichte, was immer schon gewesen ist – so schlimm war es auch nicht. Ein paar Geister der Vergangenheit bin ich losgeworden. Warum soll sich denn *alles* verändern?

Und Ihre Familienmitglieder (Freunde, Kollegen) können aufatmen …

Übung: Veränderungswünsche finden

Bevor Sie an diesen Punkt gelangen, können Sie verschiedene Überlegungen anstellen:

1. Was muss sich in Ihrem Leben wirklich dringend ändern? Worauf wollen Sie gar nicht (mehr) verzichten?
2. Was wäre Ihnen wichtig zu verändern, muss aber nicht sofort sein.
3. Was wünschen Sie sich anders, weil es einfach lästig oder überflüssig ist, so, wie es ist. Kann das auch später noch geändert werden?

Ebenso sind diesen drei Kriterien Ihren persönlichen Veränderungen zuzuordnen.

Beispiele für persönliche Veränderungen sind:

- Ich bin weniger ängstlich (kann deshalb Dinge allein tun, die ich früher nicht tun konnte).
- Ich fühle meine kindliche Neugierde wieder (und kann Dinge ausprobieren, die zu tun ich mir immer schon gewünscht habe).

- Ich habe alte Wünsche wiederentdeckt, die ich mir heute selbst erfüllen kann (bin dabei weder auf meine Eltern noch auf meine Lebensgefährten angewiesen).

Die Ergebnisse dieser Übung, für die Sie sich Zeit lassen sollten, zeigen Ihnen, was Ihnen wirklich wichtig, vielleicht sogar unverzichtbar ist. Lassen Sie sich nicht selbst im Stich!

2. Umgang mit Widerständen

Sie wissen nun, was Sie wirklich wollen, damit ihr Leben (etwas oder so weit wie möglich) leichter, heller, fröhlicher wird. Das bedeutet aber nicht, dass Sie sich von allen Menschen verabschieden wollen oder können, die Probleme mit Ihren Veränderungen haben. Im Gegenteil, denn mit so einer *Lösung* wären Sie womöglich noch unglücklicher, als Sie vor Ihrer Therapie waren.

Aber es gibt Hoffnung: Von nun an (vielleicht auch schon während der Therapie) befinden Sie sich in einem gemeinsamen Prozess mit den Menschen, die Ihnen wichtig sind. Sie können zusammen an den anstehenden Veränderungen arbeiten.

Am leichtesten geht das mit Freundinnen, die meisten werden Sie schon während der Therapie unterstützt haben. Sollte es noch ein wenig haken, reichen oft ein oder zwei klärende Gespräche. In der Familie dauert es oft länger – am längsten dauert es bei den Eltern. Wichtig bei diesen Gesprächen ist es, dass Sie eine erwachsene Position einnehmen und sich gut vertreten. Seien Sie Ihre eigene Anwältin, weil nur Sie genau wissen, wie Ihre Therapie verlaufen ist und was Sie davon in Ihren Alltag übernehmen möchten.

Je eher Sie damit anfangen, umso leichter und selbstverständlicher sind solche Gespräche. Kleine Hinweise: Sie müssen sich nicht verteidigen – Sie haben ja nichts falsch gemacht. Dies gilt auch, wenn Ihnen Vorwürfe gemacht werden. Wenn Sie sich verteidigen, signalisieren Sie den anderen, dass Sie sich Ihrer Sache doch nicht so sicher sind, und laden sie damit zu einer Diskussion über *Ihre* Gefühle, Wünsche und Bedürfnisse ein. Erklären dürfen Sie natürlich, aber möglichst nicht zu detailliert. Übrigens löste der Satz »Meine Therapeutin hat auch gesagt …!« besonders heftigen Widerstand aus: »Die kennt uns doch gar nicht, wie kann die Therapeutin das wissen?«

In der Diskussion um mögliche Veränderungen von Beziehungen und Zusammenleben geht es darum, dass alle diese Veränderungen als Chance ansehen können. Dazu können Sie, zuerst für sich, dann auch mit Ihrer Familie oder Ihrer Partnerin zusammen, eine Liste nach folgendem Muster anlegen:

Übung: Profitieren wir gemeinsam von der Therapie?

Um welche Eigenschaft / Gefühle / Situationen geht es?	Wie war es bisher und welche Vorteile hatten die bisherigen Regeln für alle Beteiligten? – Welche Nachteile hatten die bisherigen Regeln?	Welche Vereinbarungen können in Zukunft gelten und welche Vor- bzw. Nachteile haben diese neuen Vereinbarungen?

Für die zweite Spalte ist es durchaus wichtig, großen Wert auf die Vorteile zu legen, die die vertraute Situation für alle hatte. Auf einige dieser Vorteile sollen Ihre Lieben in Zukunft verzichten. Dieser Verzicht will gewürdigt werden.

Diese Methode ist auch für die Arbeit mit Kindern geeignet. Kinder lieben *Familienkonferenzen*, auch pubertierende Kinder, wenn sie sich in diesen Gesprächen ernst genommen fühlen. Die oben vorgeschlagene Tabelle können Sie auch für jeden einzelnen Gesprächspartner ausfüllen beziehungsweise von jedem Familienmitglied ausfüllen lassen.

Erfahrungsgemäß macht es Sinn, diese Gespräche über einige Wochen regelmäßig zu führen – jeweils zur selben Zeit und begrenzt auf etwa eine Stunde. Dabei sollte reihum ein Protokoll geführt werden über angesprochene Themen und Beschlüsse.

Manchmal lässt sich das Problem nicht so einfach lösen. Das kann geschehen, wenn Konflikte innerhalb der Familie Ihr Hauptanliegen in der Therapie waren. Die Familienmitglieder fühlen sich dann entweder bedroht, und der Therapeut war der Feind; man ist froh, ihn nun los zu sein. Jetzt kann ja alles wieder *in Ruhe* so weitergehen wie bisher. Manche Familien sind auch froh, wenn eines ihrer Mitglieder eine Therapie macht. Er oder sie soll dann stellvertretend für alle die Probleme lösen. Der Familienteil, der in Therapie war, ist der *Symptomträger* – oder einfach der Sündenbock.

Kindertherapeuten erleben manchmal, dass Eltern ihr Kind gleichsam bei ihnen abgeben in der Hoffnung, dann wäre endlich Frieden in der Familie. Ohne ursächliche Beteiligung der Familie wird ein Kind selten psychisch krank. So gehört zur Heilung des Kindes, dass die Eltern auch zu Veränderungen ihrer Einstellung und ihres Verhaltens bereit sind. Manchmal ist auch eine Mitbehandlung der ganzen Familie notwendig, vielleicht sogar eine Familientherapie. Elterngespräche sind in der Kinder- und Jugendlichen-Psychotherapie zwar obligatorisch, aber in viel zu geringem Umfang. In den meisten Fällen findet man in den Erziehungsberatungsstellen der Gemeinden oder der Kirchen eine angemessene Betreuung – wenn die Ergebnisse (und die Notwendigkeiten), die das Kind aus seiner Therapie mitbringt, in den Familienalltag integriert werden sollen.

Bei Paaren finden wir häufig folgende Aufteilung, die man auch als *Polarisierung* bezeichnet: Ein Partner ist der neurotische, also der, der es *nötig* hatte, eine Therapie zu machen, der andere ist *normal*. Klassischerweise scheint es so, als habe die Frau die Probleme, ist immer unzufrieden, weiß nicht, was sie will. Wenn nur die Frau nicht …, dann wäre alles in Ordnung. Ist dann die Therapie zu Ende, fangen die Probleme erst recht an, denn die Frau ist immer noch nicht zufrieden. (Zur Verteidigung der Männer sei zu sagen, dass sich diese *Schuldzuweisung* zunehmend auch umgekehrt finden lässt.) Man bekommt das Gefühl, als habe die Therapie *alles noch schlimmer* gemacht.

Bei all diesen Fällen ist es nicht etwa nötig, dass Sie noch eine Therapie machen oder auf alles verzichten, was Sie sich an Veränderungen gewünscht haben. Vor allem nicht, wenn das Problem in der Paarbeziehung auftritt! Denn hier gilt erstens: Wenn ein Partner ein Problem hat, hat das Paar ein Problem und muss dies gemeinsam lösen. Und zweitens gibt es das gar nicht, dass ein Partner hoch neurotisch und andauernd therapiebedürftig und der andere völlig ausgeglichen und problemfrei ist. Der *gesunde* Partner hätte sich längst getrennt, es sei denn, er litte an dem Zwang, *Retter* sein zu müssen. Dann trifft wieder zu, was mein Kollege Meinold zu sagen pflegte: »Die Summe der Neurosen ist auf beiden Seiten gleich!« Sie können für Neurosen verschiedene Wörter einsetzen: Wünsche, Sorgen, Konflikte …

Wenn Sie in Ihrer Paarbeziehung diese destruktive Polarisierung entdecken, hilft nur eins: eine Paartherapie – oder zumindest eine Paarberatung, die Sie als Erste-Hilfe-Maßnahme darin unterstützt, die Kommunikation mit Ihrer Partnerin zu erleichtern.

3. Der besondere Fall: die Eltern

Fast noch schwerer als Ehepartner haben es die Eltern erwachsener Kinder, zu akzeptieren, was da geschieht. Mit Sicherheit ging es ja in der Therapie (auch) darum, das Verhältnis zu den Eltern zu klären, Distanz zu schaffen, Verantwortlichkeiten zurückzuweisen, kurz gesagt, die Beziehung zu verändern. Die Kinder wollen weniger Abhängigkeit und von den Eltern als erwachsener Mensch respektiert werden.

Hier sind Gespräche über Veränderungen oft gar nicht möglich. Die Beziehung zu den Eltern zu verändern, haben Sie selbst (als erwachsenes Kind) viel mehr in der Hand als die Eltern. Ihre Eltern spüren, dass sich etwas verändert hat. Vielleicht kommen Sie seltener zu Besuch, weisen irgendwelche Ansprüche zurück, lassen sich weniger *emotional erpressen*. Dazu ein kleiner Exkurs; dieses Thema ist so umfangreich, dass es ein ganzes Buch füllen könnte:

Die Eltern als Thema in und nach der Therapie

Sicher sind Ihre Eltern in Ihrer Therapie häufig Thema gewesen. Dabei ist es nicht darum gegangen, irgendwelche Schuldfragen zu klären, sondern darum, welches Verhalten der Eltern welche Auswirkungen auf Sie als kleines Kind hatte. Misshandlungen und Missbrauch sind dabei gravierende und oft leicht zu ermittelnde Ursachen, andere sind nicht so ohne Weiteres zu entdecken. Eine depressive Mutter kann für das zukünftige Leben ihres Kindes sehr problematisch sein, z. B. für dessen Beziehungsfähigkeit – auch wenn sie es sehr geliebt hat.

Dann gibt es das Verhalten von Müttern, das ich *emotionale Erpressung* nenne. Das klingt so: »Wenn du dies tust oder das nicht lässt, ist Mama sehr traurig.« Oder: »Wenn du so laut bist, bekommt Mama wieder Kopfschmerzen.« Dabei nehmen Kinder großen Schaden an ihrer freien Entwicklung zu einem selbstbestimmten Menschen. Kein Kind will die Ursache für das Unglück der Mutter sein.

Noch eine dritte Form für eine durch die Mutter / die Eltern entstandene neurotische Entwicklung ist der sogenannte *narzisstische Missbrauch*. Das Kind soll besonders brav, schön und / oder klug sein, damit die Mutter sich mit ihm schmücken kann. Ein solch wunderbares Kind wertet sie auf und bringt Sinn in ihr Leben. Dabei musste das Kind häufig eigene Wünsche und bestimmte Gefühle (wie Wut auf die Mutter) unterdrücken.

Was auch immer Ihre Geschichte ist, wahrscheinlich haben Sie verstanden, was Ihre Eltern damit zu tun haben. Und nun ist es an der Zeit, die Beziehung zu verändern und sie auf *erwachsene Füße* zu stellen. Das bedeutet keineswegs, mit den Eltern zusammen aufzuarbeiten, was damals geschehen ist. Das gelingt nur in ganz seltenen Fällen. Außerdem sind Sie darauf nicht (mehr) angewiesen, weil Ihnen inzwischen ein klarer Blick auf das Geschehene und seine Bedingungen möglich ist. Falls Sie sich im Laufe der Therapie nicht entschieden haben, die Beziehung zu den Eltern ganz abzubrechen, wollen Sie ja den Kontakt weiterführen, und zwar so angenehm wie möglich. Die

Eltern von damals sind nicht dieselben wie die Eltern von heute. Dazu kann ich die Übung *Meine Eltern von damals, meine Eltern von heute* aus meinem Buch *Den Inneren Kritiker zähmen* empfehlen. Hier zeige ich Ihnen eine Variante dieser Übung, die für Ihre aktuelle Situation zutrifft:

Übung: Eltern gestern und Eltern heute

Machen Sie eine Tabelle mit zwei Spalten. Links stehen die *Eltern von gestern* beziehungsweise *Ihre* Konflikte mit ihnen. Rechts steht, wie es sein soll – ab jetzt (eine gewisse Übergangszeit mit eingerechnet). Seien Sie dabei so konkret wie möglich.

So war es gestern	So soll es zukünftig sein
1. Mutter erwartet immer, dass ich sofort zurückrufe, wenn sie auf die Sprachbox gesprochen hat.	Ich entscheide selbst, wann ich sie anrufe.
2. Vater erwartet, dass ich mich um seinen großen Garten kümmere.	Ich will nur noch für einen kleinen Teil der Arbeit zuständig sein, wenn *ich* Zeit und Lust habe.

Sie können eine dritte Spalte hinzufügen, in der Sie mögliche Lösungswege aufzeichnen – die müssen Ihnen nicht alle gleichzeitig einfallen, schließlich sind ja auch Sie noch in einem Prozess. Für die obigen Beispiele könnte das sein:

Zu 1.: Ich kann zusagen, dass ich innerhalb von drei Tagen zurückrufe, oder wir vereinbaren einen festen Telefontermin oder …

Zu 2.: Ich empfehle meinem Vater den Nachbarjungen für die schwere Arbeit; der ist freundlich und verdient sich gern ein paar Euro Taschengeld.

Sie begegnen also Ihren alten oder älter gewordenen Eltern von heute neu. Wie? Ich beantworte diese Frage erst einmal mit einer Formel: *Als Erwachsener treffen Sie erwachsene andere Menschen.* Diese kennen Sie lange und ziemlich gut. Wenn Sie Ihre Eltern mit diesen Augen betrachten, werden Sie feststellen: Diese Menschen benehmen sich manchmal seltsam, vielleicht sogar wie Kinder. Genau hier bringen Sie das Neue in die Beziehung. Sie reagieren nicht mehr auf die alten, kindischen, anspruchsvollen oder Sie unter Druck setzenden Seiten der Eltern, sondern nur noch da, wo diese *erwachsen* agieren. Bleiben Sie selbst erwachsen! Ein Beispiel: Ihre Mutter klagt, dass Sie sie so selten besuchen, sie habe das Gefühl, Sie interessiere es gar nicht mehr, wie es ihr gehe. Sie antworten einfach: »Das tut mir leid für dich. Einmal im Monat kann ich kommen.«

Im letzten Satz liegt eine besondere Technik der Beziehungsgestaltung verborgen. Statt immer *Nein* sagen zu müssen, machen Sie Angebote – Sie grenzen sich ab, und zwar konstruktiv! Die Eltern möchten Sie mindestens einmal in der Woche sehen. Also bieten Sie an: »Ihr könnt mich einmal in der Woche anrufen«, wahlweise: »Wir können ja einmal in der Woche telefonieren.« Sie bieten nur an, was Sie auch einhalten *wollen*!

Am Anfang gibt es sicher noch Widerstand, aber wenn Sie freundlich bei Ihrer Abgrenzung bleiben und Ihre Versprechen einhalten, werden die Eltern die neue und entspanntere Form der Kontakte genießen lernen und ihre (Verlust-)Ängste aufgeben können.

Geben Sie möglichst keine großen Erklärungen, warum Sie so handeln. Damit geraten Sie in die alten Diskussionen – und schnell wieder in alte Abhängigkeiten.

4. Hüten Sie sich!

Auf jeden Fall gilt: Hüten Sie Ihr *Therapiegut*. Sie haben neue Erkenntnisse gewonnen, ein tieferes Verständnis für sich und die Bedingungen, unter denen Sie *geworden sind*. Gehen Sie rechtzeitig mit einem Widerstand um, wenn Ihnen solcher entgegengebracht wird, lange bevor Sie zermürbt aufgeben. Und mit ein wenig (gemeinsamer) Extra-Arbeit wird Ihre Familie von Ihrer Therapie profitieren, und für alle wird es ein bisschen leichter.

Dabei gilt: Schonen Sie Ihre Kräfte und lassen Sie den anderen auch Zeit. Wiederholen Sie sich nicht zu oft und diskutieren Sie möglichst wenig. Es ist gut, ein Gesprächsforum zu haben. Wenn Sie bei der Familienkonferenz oder in Ihrem Paargespräch etwas vereinbart haben, was dann doch nicht stattfindet, warten Sie bis zum nächsten vereinbarten Termin, um die Sache noch einmal anzusprechen. Dabei können Sie gemeinsam über Konsequenzen im Versäumnisfall beraten. Sie haben selbst ja auch lange Zeit gebraucht, um zu diesen Einsichten zu gelangen, oder eine kurze, intensive Zeit in einer stationären Therapie. In diesem Fall hat Ihre Umgebung Ihre Veränderungen gar nicht mitverfolgen können, sondern wird einfach mit dem Ergebnis konfrontiert.

Wichtiger, als schnelle Ergebnisse zu erlangen, ist es, gemeinsam in einen kontinuierlichen, lebendigen Prozess einzutreten und in diesem Prozess zu bleiben. Sie brauchen auch nicht auf diese Ergebnisse zu *warten*. Sie nutzen die Zeit, um sich weiter um sich selbst zu kümmern!

Große Vorsätze

Hier verlassen wir ein bisschen des Gebiet von *Therapieinhalte integrieren und stabilisieren* und betreten – vorsichtig – neue Wege. Mit Ihrem Gewinn aus der Therapie, mit neuem Mut und neuer Kraft können Sie sich auf Veränderungen einlassen.

Wir alle kennen das: gute Vorsätze, die wir nicht einhalten. Sie können (eigentlich) unaufwendig sein wie: Ich mache jeden Tag eine Yoga-Übung. Oder: Ich esse weniger Kuchen. Manche sind auch ganz allgemein: Ich muss mehr für mich tun. Oder sie sind sehr umfangreich, einschneidend: Nächstes Jahr nehme ich zwanzig Kilo ab. Ich gehe dreimal in der Woche joggen.

Dann gibt es als Steigerung noch die Vorsätze, die mit den bösen Worten wie immer, nie, nie wieder oder alles beginnen. Wir geben (uns) zu bestimmten Anlässen solche Versprechen wie zum Jahreswechsel oder am Ende einer Therapie. Mit Schwung wollen wir unser Leben gründlich verändern – und häufig scheitern wir. Warum? Weil es nach Ansicht unseres (Klein-)Hirns keine wirklichen Gründe gibt, etwas zu verändern. Droht denn eine Gefahr? Deshalb sinkt auch unsere Motivationskurve rapide ab, wenn wir nicht sofort ein Erfolgserlebnis haben. Alte Gewohnheiten sind hartnäckig, da wir uns im Vertrauten sicher fühlen, auch wenn es uns nicht wirklich guttut.

Wir alle lieben Veränderungen nicht wirklich, vor allem nicht, wenn sie Mühe machen. Was ist nun mit Ihren Vorsätzen? Lassen Sie sich nicht vorwerfen: »Du hast doch gesagt, du wolltest …« Ja, das haben Sie gesagt, und in dem Augenblick war es Ihnen auch völlig ernst. Nun ist das Gefühl verschwunden, und die Erfüllung dieses Versprechens klappt nicht. Das heißt nicht, dass Sie sich gar nichts vornehmen sollten. Es kann viel Freude machen, Gewohnheiten zu verändern. Dinge das erste Mal zu tun, ist das Salz in der Suppe eines routinierten Alltags. Denken Sie an die vielen ersten Male in Ihrem Leben und daran, wie viel Ängste Sie dabei überwunden haben! – Aufregungen und Vorfreude waren damit verbunden, kurz gesagt, wie viel Gefühl von Lebendigkeit ist damit verbunden!

Also: Zu den guten Vorsätzen, die Sie machen, gehören drei Regeln:

1. Fragen Sie sich: Wollen Sie das wirklich? Passt es in Ihr Leben? Oder denken Sie einfach, Sie müssten wirklich …? Wenn das der Fall ist, sind Regel zwei und drei besonders wichtig.
2. Tadeln Sie sich nicht selbst, wenn es nicht geklappt hat. Das senkt die Motivation zusätzlich, weil nun das, was Sie tun wollten, mit dem negativen Gefühl des Tadels oder des Versagens verbunden ist. Sagen Sie sich lieber: Ich versuche es wieder, neues Spiel, neues Glück!
3. Fangen Sie klein an! Lieber täglich zwanzig Mal auf der Stelle hüpfen, als jeden zweiten Tag nicht zu joggen! Die Motivation wächst mit dem, was wir tun. Und (kleine, erfolgreiche) Veränderungen kurbeln die Serotoninproduktion ganz schön an!

Und da wir gerade dabei sind und die Motivation noch hoch ist, machen Sie schnell eine Liste:

Übung: Das erste Mal

Denken Sie kurz nach: Wann haben Sie zuletzt etwas zum ersten Mal gemacht? In der letzten Woche (gilt auch für ganz kleine Veränderungen, z. B. eine neue Gemüsesorte gekauft und zubereitet), in den letzten Jahren?

Und nun: Was steht auf Ihrer Wunschliste? Sicher sagen Sie manchmal: »Ich möchte so gern einmal …« Schreiben Sie alles unzensiert auf, es gibt keine Erfüllungspflicht! Und heben Sie diese Liste gut auf, vielleicht packt Sie doch einmal die Lust zu tauchen, nach Indien zu reisen, allein spazieren zu gehen oder …

Die Fortsetzung dieser Übung finden Sie weiter unten: Wünsche (wieder) finden – mit Erfüllungsunterstützung!

Selbst wenn Sie viele Ideen haben, machen Sie nicht bereitwillig eine davon zu Ihrer Pflicht. Auch das ist ein Motivationskiller. Da gibt es möglicherweise eine innere trotzige Stimme in Ihnen, die sich gegen solche *Vorschriften* wehrt. Unser Leben ist reglementiert genug! Und in diesem Zusammenhang kann es zu ganz absurden Problemen kommen: Ich muss meine Freizeit sinnvoll (was immer das für Sie ist) verbringen – und nun lese ich schon wieder einfach einen Krimi. Lassen Sie sich nicht unter Druck setzen, am wenigsten von sich selbst. Gönnen Sie sich lieber sanft hier und da eine neue Erfahrung. Genau so können Sie auch mit diesem Buch umgehen: Suchen Sie sich etwas aus, von dem Sie denken, dass es Ihnen Freude und Spaß macht, was in Ihr Leben passt oder Ihre Komfortzone ein bisschen erweitert. Manche neuen Erfahrungen werden einfach zu schönen Erinnerungen, und mit manchen verändert sich das Lebensgefühl.

Bei den guten Vorsätzen, die davon handeln, dass wir uns besser um uns selbst kümmern wollen, scheitern wir am ehesten. Wir machen, wenn wir knapp mit Zeit und Kraft (und vielleicht auch Geld) werden, am ehesten da Abstriche, wo es am nötigsten wäre weiterzumachen, nämlich bei unseren eigenen Kraftquellen. Diese können für Menschen sehr verschieden sein, für mich sind es zum Beispiel das Singen, eine Osteopathie-Behandlung, ein Spaziergang im Wald, kleine und große Reisen, Treffen mit Freundinnen, Kochen … Ich unterscheide zwischen kleinen und großen Kraftquellen. Kleine Kraftquellen sind die, die mir (fast) jederzeit im Alltag zur Verfügung stehen. Diese bezeichne ich auch als Trittsteine auf dem Weg zur nächsten großen Reise.

Und Ihre Kraftquellen? Wo tanken Sie, wenn Sie sich erschöpft, traurig oder einfach in Alltagsroutine gefangen, gelangweilt fühlen?

Übung: Trittsteine

Was tut mir jetzt gut? Und wenn nicht sofort, dann heute Abend. Und wenn ich weiß, dass ich einen anstrengenden Tag, eine anstrengende Woche vor mir habe, wie kann ich Augenblicke der Entspannung einbauen?

Machen Sie sich eine Liste, die Sie in drei Spalten unterteilen: Sofortmaßnahme, mittelfristige Entspannung und große Hilfe. Beispiele:

Sofortmaßnahme	Mittelfristige Entspannung	Große Hilfe
Einen Tee trinken	Ein Bad nehmen	Ein Kurzurlaub
Eine Atemübung machen	Ein Spaziergang	Einen Massagetermin buchen
Ein Lied anhören (im Büro mit Kopfhörer!)	Einen Film ansehen	Treffen mit einer Freundin

Diese Liste sollten Sie immer bei sich tragen!

Nun komme ich zurück zu den Vorsätzen. Sie sind nützlich, wenn wir sie einfach als Ideen verstehen, als Vorschläge, etwas zu tun, was unser Leben reicher, bunter, leichter machen würde. Und davon gibt es so viel, da ist es vielleicht gar nicht so gut, wenn Sie sich auf etwas ganz festlegen. Vielleicht liegt es Ihnen mehr, verschiedene Dinge auszuprobieren. Unsere preußisch-protestantische Erziehung redet uns ein, am Ball bleiben, Dinge zu Ende bringen zu müssen. Dabei kostet der Yoga-Kurs, der mir doch keinen Spaß macht, weniger, wenn ich nicht mehr hingehe, als wenn ich weiter hingehe (und mir vielleicht zur Belohnung eine Bluse kaufen muss, die ich doch nicht brauche). Es gibt einen Film, dessen Titel ich sehr liebe und oft zitiere: »Die Welt ist groß und Rettung lauert überall!«

Wenn wir etwas Neues beginnen, müssen wir noch nicht wissen, wohin uns das führt, ja, wir können es gar nicht wissen. Wir sind lebendig und in einem Prozess und (er)finden uns auf unserem Weg immer wieder neu. Das macht das Leben so spannend, wenn wir es uns gestatten. Und macht es nicht auch unsere langjährigen Beziehungen und Freundschaften spannend, wenn wir neben dem Vertrauten am anderen immer wieder Neues entdecken? Das Neue kann in uns, um uns herum oder in der Ferne sein, alltäglich und leicht oder exotisch und abenteuerlich. Diese Begriffe können für jeden etwas anderes bedeuten. Für manche Menschen kann es ganz außergewöhnlich sein zu meditieren. Da ich diesen Vorsatz für besonders unterstützenswert halte, habe ich der Meditation im Anschluss an dieses Kapitel einen eigenen Abschnitt gewidmet. Meditation bringt uns viel Neues von und über uns selbst zutage.

Etwas Neues kann es auch sein, sich ganz alte Wünsche zu erfüllen. Dabei gilt das Gleiche wie fürs Sprachenlernen. Ein bisschen Ausprobieren reicht vielleicht schon – es kann aber auch eine Leidenschaft daraus werden. Zum Beispiel bin ich als junge Frau oft getrampt und habe mich immer riesig gefreut, wenn ein Lkw hielt. Einmal hatte ich sogar das Glück, bei einer Panne zusehen zu dürfen, wie geschickt der Fahrer den Reifen wechselte. Und das Allergrößte an Fahrkunst ist für mich – auch heute noch –, mit einem Lkw-Anhänger rückwärts um eine Ecke zu fahren. Das wollte ich auch können! Um es gleich zu sagen: So weit bin ich nicht gekommen. Aber ich habe eine Doppelstunde Fahrunterricht auf einem Lkw gebucht, es war ein Zwanzigtonner mit Sattelaufleger. Es hat wirklich Spaß gemacht. Bis heute freue ich mich, diese Mutprobe unternommen zu haben.

Übung: Wünsche (wieder-)finden

Anmerkung: Bei dieser Übung geht es nicht um einen Wunschzettel für Ihre Geburtstagsgäste, eigentlich gar nicht um materielle Wünsche, auch nicht, wenn die Erfüllung Geld kostet (zum Beispiel Reisen).

Denken Sie einmal zurück an Ihre frühen Wünsche und Leidenschaften. Kennen Sie Sätze wie: »Wie gern würde ich …« – »Ich möchte einmal …« »Es wäre so schön, …« Oder sogar: »Einmal im Leben möchte ich …« Schreiben Sie die Wünsche und Leidenschaften auf!

Füllen Sie die Leerstellen im obigen Text, dann haben Sie Ihre Liste. Malen Sie sich zu jedem Stichwort ein Bild aus. Spüren Sie dabei, ob der Wunsch, mit dem Sie sich gerade beschäftigen, wirklich noch aktuell ist. Vorsicht! Zu schnell legen wir Wünsche beiseite, weil wir denken: »Das geht doch gar nicht!« Bevor Sie hier den Rotstift ansetzen, fragen Sie sich nicht, *ob* etwas geht, sondern lieber: »Wie kann es gehen?« Beispiel: »Ich würde gern einmal in meinem Leben nach Indien fahren.« Der Zensor sagt: »Das ist viel zu gefährlich!« Also geht es nicht ... Oder? Wie kann es doch funktionieren? Sie können jemanden fragen, der sich auskennt, ob er Ihnen einen Ort in Indien empfehlen kann, an dem Sie sich sicher fühlen können. Und vielleicht kennen Sie auch eine Person, die Lust hätte, dieses Abenteuer mit Ihnen zusammen zu unternehmen. Oder Sie schließen sich einer Reisegruppe an. Oder Sie buchen eine Individualreise mit einem Fahrer, der Sie durchs Land begleitet. Es gibt viele seriöse Anbieter in verschiedenen Preiskategorien für so einen Wunsch. Nun habe ich Ihnen vier mögliche Lösungen exemplarisch aufgezeigt. Lassen Sie sich also nicht vom ersten spontanen inneren »Das geht nicht« ins Bockshorn jagen. Sie finden immer mindestens drei Wege, wie es doch gehen kann!

Ein weiterer Vorsatz (siehe Kapitel *Blick auf die Welt*) kann sein, bewusster zu leben im Hinblick auf Ihre Gesundheit und Ihre Umwelt. Auch das gehört zu einem reifen, erwachsenen Leben. Und auch hierbei ist es wichtig, Freude beim neuen Tun zu haben – sonst sinkt die Motivation rapide. Untersuchungen haben ergeben, dass die Motivation, die am ersten Tag hundertprozentig sein mag, am zweiten Tag vielleicht noch zu siebzig Prozent besteht, am dritten Tag etwa zwanzig Prozent, und am vierten Tag ist die Motivation so gut wie verschwunden. Der Motivation geht es also wie dem Suppenkasper aus dem Kinderbuch »und war am fünften Tage tot«. Aus diesem Wissen entstand vor Zeiten und ohne Beweis aus der Hirnforschung der Spruch: »Was du heute kannst besorgen ...« Sicher, es gibt auch Dinge, die man erst eine Nacht überschlafen sollte. Manche müssen aber sofort begonnen werden. Nutzen Sie Ihre (kreativen, sozialen, lernbegierigen) Impulse.

Wenn Sie mit Ihrem Plan nicht gleich beginnen können, halten Sie ihn wach, indem Sie davon sprechen, dazu im Internet recherchieren, sich Notizen machen. Und: Machen Sie Ihren Plan nicht zu groß, er soll verwirklichbar sein. Also: Nicht, nie mehr Auto fahren, sondern: Wo immer es geht, Alternativen suchen. Vielleicht gelingt es nicht, ganz auf das Auto zu verzichten. Aber Kenntnisse darin, wie man zu einem möglichst preisgünstigen Ticket der Bahn kommt, sind sehr nützlich. Und Sie werden staunen, wie preiswert das Bahnfahren für Eingeweihte ist! Und es macht Spaß zu erzählen, Sie haben eine Reise von Hamburg nach Wien für 37 Euro buchen können!

Eine leichte und sinnvolle Übung ist es, Kleidung oder andere Dinge des Haushaltes nicht mehr wegzuwerfen (auch nicht in die dazu passenden Behälter), sondern sie zu verschenken, auf dem Flohmarkt zu verkaufen (und das Geld zu spenden?).

Machen Sie mit Ihrer Familie zusammen einen Sport daraus, gesünder und umweltfreundlicher zu leben, indem Sie Punkte sammeln und zu einem bestimmten Termin dann einen Preis vergeben. (Aus der modernen Pädagogik: Belohnung für *richtiges* Handeln ist wirksamer als Bestrafung für *falsches Handeln.*)

Ich hoffe, bei all diesen Vorschlägen ist deutlich geworden, worum es geht am Ende und nach einer Therapie. Es geht einfach darum, das Leben weiterzuleben mit mehr Bewusstheit und Freude als bisher! Das bedeutet übrigens nicht, dass es gar nicht schwierig oder anstrengend sein darf. Auch Hindernisse zu überwinden, ist ein beglückendes Erlebnis! Sie kennen das Gefühl der Erleichterung, wenn die Steuererklärung endlich beim Finanzamt ist.

Zu allen Vorsätzen sei gesagt: Sie können es tun – oder auch lassen! Das ist Ihre Freiheit: Dinge *nicht* zu tun, die Sie nicht tun möchten, auch wenn *alle* sagen, dass Sie müssten oder sollten, wie zum Beispiel Sport treiben, sich fortbilden oder Ihre Mutter besuchen. So klagte ich einmal bei einem meiner Lehrer darüber, dass ich noch viel tun müsste, Wünsche hätte, die sich in diesem Leben wohl nicht mehr alle erfüllen ließen: Bücher schreiben, Sprachen lernen … Vor allem wollte ich die ganze Welt kennenlernen! Er antwortete trocken: »Weißt du, Angelika, man *darf* auch zu Hause auf dem Sofa zufrieden sein.«

Natürlich bin ich auch manchmal auf dem Sofa zufrieden, lieber bin ich aktiv. Manchmal brauche ich allerdings ein Stopp!, das ich akzeptieren kann. Dabei helfen mir so kleine Episoden wie folgende: Auf der nächsten Indienreise will ich einige Tage in Jaipur verbringen, wo ich schon einige Male war. Ich dachte über neue Ausflugsziele nach und fragte meinen indischen Reisespezialisten: »Lohnt sich ein Besuch in der *Geisterstadt* Bhangarh?« Diese Stadt wird in einigen Reiseführern immerhin als »the most haunted town in India« gepriesen, und das Übernachten dort ist verboten. Die Antwort kam umgehend: »Dort sind nur Ruinen und es gibt nicht viel zu besichtigen, aber man kann einen Tag unter dem Baum gut verbringen.«

Ressourcen, Resilienz und Selbstwirksamkeit

In diesem Kapitel beschreibe ich die Fähigkeiten, die Sie brauchen und haben, um die Reise Ihres Lebens angenehm zu gestalten.

Die Psychoanalyse, als erste und klassische Psychotherapie, entwickelte eine Theorie dazu, wie seelische Leiden entstehen. Dazu gehören sowohl lebensgeschichtliche Ereignisse als auch deren psychodynamische Verarbeitung. Der therapeutische Blick richtet sich auf den Mangel, auf das, was fehlt, oder auf das, was geschehen ist, das nicht förderlich für die individuelle Entwicklung war. Das ist ein wichtiger Blick auf das Geschehen in unserer *Seele* und ihre Verletzungen. Erstaunlich ist nur, dass gleiche Ereignisse bei Menschen nicht gleiche Folgen haben, also Ursache und Wirkung stehen in keinem logischen oder gar linearen, verallgemeinerbaren Zusammenhang. Es gibt keine Zwangsläufigkeit in der *Neurosenbildung*. So werden eben *nicht* unbedingt geschlagene Kinder zu schlagenden Eltern. Die Bedingungen, die uns formen, unsere Psyche, unseren Charakter und die Art, wie wir unser Leben bewältigen, sind vielfältig, ineinander verwoben und kompliziert.

Wir lesen nicht selten in Magazinen über die Hintergründe von Verbrechen. Schwere Kindheitsbedingungen, Gewalt, Vernachlässigung werden als Erklärung herangezogen. Schon lange wünsche ich mir eine Serie, zum Beispiel in einer Zeitschrift, die umgekehrt verfährt. Sie würde Menschen darstellen, die unter schwierigsten Bedingungen herangewachsen wären und denen trotz allem das Leben gelänge. Ich glaube, diese Reportagen wären genauso sensationell wie die über die Täter – und viel individueller.

Bei der Suche nach der Ursache dieser gelingenden Leben würden sich drei Kriterien anbieten: Ressourcen, Resilienz und Selbstwirksamkeit. Das sind unsere seelischen Fähigkeiten, die wir für die großen

Herausforderungen des Lebens brauchen, nämlich um schwierige Situationen zu bewältigen, erlittenes Leid zu verarbeiten und komplizierte und belastende Zeiten zu strukturieren und zu meistern.

Wir alle haben diese Fähigkeiten, wenn auch manchmal verschüttet (zum Beispiel, wenn wir das Opfer einer Traumatisierung geworden sind). Oft machen wir uns gar nicht klar, welche Kräfte da in uns schlummern. Manchmal schmälern wir sogar unsere Stärken. Das können wir auf zwei Weisen tun – wahrscheinlich gibt es noch mehr Möglichkeiten der Selbstsabotage. Ich nenne es *Selbstsabotage*, weil ich dann selbst – bevor es andere tun können – die Tür zu meinen Ressourcen verschließe. Eine Form ist, sich in schwierigen Situationen immer wieder zu sagen: »Das ist mir alles *zu viel!*« In Therapiesituationen frage ich dann: »Was bedeutet *zu viel* für Sie? Was ist die Konsequenz?« Natürlich verbergen sich hinter dieser Formulierung Ängste wie »Ich schaffe es vielleicht nicht, kann das Problem nicht lösen«. Diese Ängste beinhalten Bilder von Konsequenzen – man kann die Freundin verlieren, die Eltern kränken, arbeitslos werden oder zusammenbrechen. Wie groß sind diese Gefahren wirklich? Wenn die Gefahr sehr groß ist, ist Handeln geboten. Meist ist es aber nicht ganz so schrecklich. Dann schlage ich vor, die Formulierung zu relativieren: »Im Augenblick ist es wirklich *sehr viel*, was ich zu bewältigen habe.« Der folgende Satz schließt sich meist logisch an: »Und ich werde es schaffen.«

Der Satz *Das ist zu viel* erinnert mich an eine frühere Sportlehrerin, Ria Tiemann. Ich war schon sechzehn, als ich schwimmen lernen sollte. Frau T. war sehr ehrgeizig und sagte, bei ihr habe es noch jede Schülerin gelernt. Ich war ebenso unsportlich wie ängstlich, aber der *Fahrtenschwimmer* musste sein. »Wenn du denkst, du kannst gar nicht mehr, kannst du mindestens noch einmal die Hälfte von dem, was du bisher geschafft hast«, sagte die drahtige grauhaarige Frau, die immer ein rotes Tuch um ihren Haarknoten geschlungen hatte. Der Satz von Frau Tiemann hat mir manchmal geholfen, eine schwierige Strecke – psychisch oder physisch – zu bewältigen. (Anmerkung: Ich darf diesen Namen hier wohl ungekürzt nennen. Nach Frau Tiemann ist nämlich in meiner Heimatstadt eine Straße benannt worden – sie hat auch noch anderen Menschen das Schwimmen beigebracht, und ich bin ihr bis heute dankbar!)

1. Es geht noch weiter – Ressourcen

Eine zweite, gern gebrauchte Formel für eine Selbstsabotage in schwierigen Lebenssituationen ist die Feststellung: »Ich funktioniere ja nur noch!« – »Ja«, sage ich dann manchmal, »das ist gut so. Das sind Ihre Ressourcen, gesunde Ich-Anteile, die Ihr Weiterleben möglich machen.« Dieses Funktionieren im tiefsten Unglück ist kein *nur noch*. Es ist eine Stärke, manchmal der letzte Schutz vor einem seelischen Zusammenbruch. Wenn wir glauben, nichts ginge mehr, sind wir oft noch in der Lage, weitere Ressourcen zu aktivieren. Das soll kein Auftrag zum Durchhalten um jeden Preis sein! Im Gegenteil: Zu unseren Ressourcen gehören unsere Warnsignale: körperliche und psychische Symptome, die uns auffordern, innezuhalten und nicht einfach so weiterzumachen. Wir aktivieren dann zum Beispiel die Ressource der Selbstfürsorge, unserer Freundschaften. Wir aktivieren unsere Phantasie, uns Lösungen vorzustellen.

Ja, auch Humor kann eine wichtige Ressource sein! Damit kann manche Situation entschärft werden – und manches befürchtete Drama findet dann gar nicht statt.

Phantasie ist eine der wichtigsten Ressourcen, über die wir alle verfügen. Manchmal wird uns diese Fähigkeit abgewöhnt, bei Kindern als Lügen oder mangelnden Realitätssinn geahndet. Lügt ein Kind, wenn es erzählt, es habe einen Räuber unter seinem Bett gefunden und den so lange gehauen, bis er weggelaufen sei? Nein, es lügt nicht. Es hat seine Ressource *Angstbewältigungsstrategien* geschult. Kann man einem Kind vorwerfen, mangelndes Realitätsbewusstsein zu haben, wenn es davon schwärmt, dass seine richtigen Eltern ganz reich und lieb seien und es nur im Krankenhaus vertauscht wurde? Nein, es entwickelt seine Ressource *Phantasie als Überlebensstrategie*. Es geht um das Wissen, dass es auch noch ein anderes Leben geben kann als das, in dem es jetzt unglücklich oder einfach nur gerade mal frustriert ist. Da ist es nicht hilfreich, wenn eine Mutter antwortet: »Das kann gar nicht sein, du wurdest zu Hause geboren!«

Folgende Geschichte verdanke ich einer Freundin: Sie erzählt von ihrem damals neunjährigen Bruder Thomas. Dieser musste für die Schule einen Aufsatz schreiben über sein schönstes Ferienerlebnis. Thomas, der noch nie seine kleine Heimatstadt verlassen hatte, beschrieb ausführlich und in leuchtenden Bildern, wie er allein mit seinem Vater eine Reise nach Uganda gemacht hatte. »Was für ein phantasiebegabtes Kind! Vielleicht wird einmal ein Schriftsteller aus ihm«, – hätte die Reaktion der Erwachsenen sein können. Leider wurde Thomas stattdessen als Lügner beschimpft und bestraft. Wahrscheinlich kennen wir alle so ähnliche Geschichten aus unserer Kindheit. Dabei ist Lügen hier das ganz falsche Wort!

Zu Ihren Ressourcen können Sie alle Fähigkeiten zählen, über die Sie verfügen, auch jene, die Sie selten nutzen – oder die Ihnen unwichtig erscheinen, wie zum Beispiel kochen können. Meinen Sie, das wäre unwichtig? Keineswegs: Diese Fähigkeit ist eine wichtige Ressource, Sie können damit aufmüpfige Kinder befrieden, Ihren Chef weicher stimmen oder auch eine Freundin erobern. Deshalb folgt hier eine der schönsten aller möglichen Übungen – in vier Teilen:

Übung: Ressourcen (wieder-)entdecken und pflegen

1. Teil:

Fangen Sie ganz einfach mit einer langen Liste an: Was können Sie gut? Lassen Sie nichts aus – die Fähigkeit, seine positiven Seiten realistisch einschätzen zu können, ist auch eine Ressource. Und nichts ist unwichtig! Wenn möglich, benennen Sie die Fähigkeit sehr differenziert, statt Kochen zum Beispiel besonders leckere Eintöpfe kochen. Tun Sie also genau das, was sonst ziemlich verboten ist: Geben Sie tüchtig an – und fühlen Sie dabei, wie aus der Verlegenheit langsam Stolz wird. Stolz auf sich selbst sein zu können, ist eine wichtige Voraussetzung für die Selbstwirksamkeit, die weiter unten in diesem Kapitel behandelt wird!

2. Teil:

Entdecken Sie Ressourcen wieder, die Sie (fast) vergessen haben. Sie haben sicher noch eine Reihe von Talenten und Stärken, die heute keine so große Rolle mehr spielen. Erinnern Sie sich. Fangen Sie Sätze mit den Worten an: »Als Kind habe ich gern ...« oder »Als Kind konnte ich besonders gut ...« Alles zählt: Geschichten ausdenken, schnell laufen, singen, brav sein, Bilder malen ...

3. Teil:

Nehmen Sie sich Zeit, jede dieser Ressourcen einer Situation zuzuordnen, in der sie nützlich und / oder hilfreich sein könnte. Zum Bravsein fällt Ihnen nichts ein? Denken Sie, das sei unmöglich ein besonderes Talent? Bravsein hat wie alle Eigenschaften zwei Seiten. Natürlich ist es nicht erstrebenswert, wenn es bedeutet, unterwürfig zu sein, sich nicht abzugrenzen, wo es nötig wäre. Die andere Seite heißt: Ich mache ohne kraftraubenden Widerstand einfach das, was sowieso getan werden muss. – Damit erspare ich mir viel Stress und folge noch hoch philosophisch dem Aphorismus Hegels, wonach Freiheit die Einsicht in die Notwendigkeit sei.

Das letzte Beispiel aus der Übung weist darauf hin, dass sich in Eigenschaften, die Sie an sich ablehnen, durchaus Ressourcen verbergen können. Suchen Sie danach!

2. Ich habe es gut überstanden – Resilienz

Es gibt schwierige Situationen, die wir zu unserer eigenen Überraschung gut bewältigt haben. In denen haben wir (oft unbewusst, aber nicht weniger wirksam) unsere inneren Kräfte aktiviert. Anschließend sagen wir manchmal: »Ich wusste gar nicht, dass ich das (noch) kann.« Oder: »Gut, dass mir das noch eingefallen ist!« Und so bleiben am Ende von den Schwierigkeiten nur noch spannende Geschichten übrig.

Nehmen Sie diese Geschichten in Ihr Repertoire auf – da geht es nicht nur um das Drama, das zu bewältigen war, sondern auch um das gute Ende.

Ein gutes Ende zu finden, ist auch ein wichtiger Teil des Begriffes Resilienz.

Resilienz bedeutet, dass wir die Fähigkeit haben, die uns zur Verfügung stehenden Ressourcen in extremen Krisen zu nutzen. Unsere Resilienz (Widerstandsfähigkeit, Heilungsfähigkeit) ist die Kraft, extreme Verletzungen zu überstehen – und ausheilen zu lassen. Wenn wir über unsere Resilienz verfügen, wird jede psychische Verletzung, ja, am Ende sogar jedes Trauma, zu einem Entwicklungsschritt in unserer Individuation. Das bedeutet nichts anderes, als dass unsere Möglichkeiten, psychisch zu heilen, größer sind als unsere Verletzbarkeit – am Ende, nach einer psychischen Erholungszeit (zum Beispiel in einer Therapie), *ist alles wieder gut.*

Unsere Resilienz ist nicht nur gefordert, schwere Erlebnisse zu verarbeiten. Manchmal ist ja eine ganze Kindheit traumatisierend. Wenn aus misshandelten, vernachlässigten Kindern lebenstüchtige Erwachsene mit einem gelingenden Leben werden, dürfen wir annehmen, dass diese Menschen über eine starke Resilienz verfügen.

Resilienz enthält verschiedene Aspekte. Besonders wichtig ist es für Menschen in belastenden Situationen zu wissen, dass sie die Möglichkeit haben, diesen Situationen irgendwann zu entkommen – und dass sie *danach* weiterleben können und dass sie dieses Weiterleben gestalten können. Selbst in einer Situation, in der kein Ende der Not abzusehen ist, wollen sie weiterleben.

Resiliente Menschen verfügen auch über weniger drama-bezogene Fähigkeiten (Ressourcen) wie Neugier, Anpassungsfähigkeit und Klugheit (nicht zu verwechseln mit Intelligenz). Zur Resilienz gehört auch, erlittene Verletzungen nicht zu *pflegen*, sondern sie angemessen auszudrücken – und zu vergessen. Das bedeutet, dass sie nicht nachtragend sind. Ungewissheit können sie leichter aushalten als andere Menschen, und sie sind stark eingewoben in soziale Kontakte. Resiliente Menschen können nicht nur Unglück gut verarbeiten, sie verfügen auch über ausgeprägte soziale Fähigkeiten, Freundlichkeit und Empathie.

Wir sind immer wieder überrascht, was Menschen erleben und ertragen können, und ganz hat die Resilienzforschung dieses Geheimnis noch nicht enträtselt. Erstaunlich ist auch, dass diese Fähigkeit erweiterbar ist, wenn sie angemessene Unterstützung erfährt. Das wissen wir seit den Erfahrungen der *Kompensatorischen Erziehung*, die in den 1960er-Jahren in den USA gemacht worden sind.

Auch Menschen, die nie auf der Flucht waren, vernachlässigt oder traumatisiert worden sind, verfügen über Resilienz – und hatten sie in ihrem Leben nötig. Auch Sie! Die eigene Resilienz einschätzen (und wertschätzen!) zu können, erhöht die Selbstsicherheit, vermindert die Verletzbarkeit, trägt zur *Selbstwirksamkeitserwartung* bei – und macht Sie sicherer und damit zufriedener in Ihrem Leben.

Übung: Meine Resilienz kennenlernen

Diese Übung ist gleichzeitig ein kleiner Test. Denken Sie an drei bis fünf mittelschwere negative Erlebnisse Ihres Lebens.

Fertigen Sie eine (innere oder aufgeschriebene) Skala an, in der Sie messen können, wie schrecklich das Erlebte für Sie zum Zeitpunkt des Geschehens war.

1 bedeutet: Es tat ein bisschen weh.
2 bedeutet: Es war etwas unangenehm.
6 bedeutet: Es war sehr schrecklich.
10 bedeutet: Am liebsten wäre ich gestorben.

Füllen Sie die einzelnen Stufen dieser Skala mit eigenen Worten.

(Anmerkung: Mit solchen Befindlichkeitsskalen arbeiten auch traumatherapeutische Verfahren, um die subjektive gefühlte Entwicklung der Heilung dokumentieren zu können.)

Im zweiten Schritt sehen Sie sich die vergangenen Ereignisse noch einmal an und geben ihnen erneut einen Wert, und zwar für heute. Dazu sollten seit dem Erlebten mindestens zwei Jahre vergangen sein.

Ist es immer noch so schlimm wie damals, als es geschah? Rechnen Sie einen Durchschnitt aus. Dieser sollte unter 3 liegen. Tut er das nicht, haben Sie die Ereignisse nicht ausreichend verarbeitet. Liegt Ihr Wert bei 1 bis 2, können Sie die gleiche Probe machen mit Ereignissen Ihres Lebens, die besonders schlimm waren. Dabei dürfen Sie die Zeit der Verarbeitung auf drei Jahre erhöhen.
Liegt auch dieser Wert bei 1 bis 2, verfügen Sie über eine ausgezeichnete Resilienz. Herzlichen Glückwunsch!
Liegt der Wert zwischen 3 und 5, brauchen Sie ein bisschen Stärkung und Unterstützung bei der Verarbeitung der Geschehnisse. Bei mehr als sechs Punkten auf der zweiten Skala empfehle ich Ihnen eine Therapie.

3. Ich kann etwas bewegen – Selbstwirksamkeitserwartung

Nun kommen wir zu einer psychischen Fähigkeit, die entsteht, wenn Sie über Ressourcen und Resilienz verfügen: Aus diesen Eigenschaften entsteht ein Gefühl, das *Selbstwirksamkeitserwartung* genannt wird. Von Kindern kennen wir ein Ich-kann-das, das nicht immer realistisch ist, dafür aber mit großer Überzeugung ausgesprochen wird. Schon im Alter von sechs bis neun Monaten haben Kinder die Erwartung, etwas bewirken zu können. Mit Recht! Wenn sie schreien, kommt die Mutter, dann werfen sie etwas herunter, und die Mutter hebt es wieder auf. Später braucht das Kind diese Basis, um die Erfahrung zu verkraften, dass nicht immer gelingt, was es glaubt, doch allein zu können. Wenn das Kind sicher ist, dass es etwas kann, entwickelt es ein enormes Durchhaltevermögen. Welcher Erwachsene würde die Frustration aushalten, die ein Kind zu verarbeiten hat, das laufen lernen will?

Mit jedem kleinen Erfolg wächst die Selbstwirksamkeitsüberzeugung, und jedes Gelingen stärkt das Selbstbewusstsein, die Frustrationstoleranz, den Mut zum Ausprobieren und zum Weitermachen nach gescheiterten Versuchen. Diese Erfahrung stärkt wiederum die psychische Widerstandskraft (Resilienz) und ist ein wirksamer Schutz vor Resignation, Sucht, Verbitterung, Ängsten und Depressionen.

Das Konzept der Selbstwirksamkeitserwartung ist das psychologische Äquivalent zum Volksspruch: »Jeder ist seines Glückes Schmied.« Es wurde in den 1970er-Jahren von dem kanadischen Psychologen Albert Bandura entwickelt. Es bedeutet einfach: Wir dürfen die Erwartung haben, ein Mitspracherecht in unserem Leben zu besitzen, über unser Schicksal zu verfügen, natürlich nicht immer und überall – aber doch öfter, als wir denken. Wir haben also prinzipiell die Kontrolle über unser Leben und können gewünschte Handlungen erfolgreich selbst ausführen. Wir können etwas bewirken und auch schwierige Situationen bewältigen, wir erwarten das von uns, und wir glauben daran.

Wie die Resilienz kann die Selbstwirksamkeit auch bei ungünstigen Bedingungen in der frühen Lebensgeschichte noch gestärkt werden. Im Kapitel *Große Vorsätze* habe ich beschrieben, dass sich diese leichter umsetzen lassen, wenn man kleinschrittig vorgeht und so leichter zu Erfolgserlebnissen kommt. Das Gleiche gilt für die Entfaltung der Selbstwirksamkeitsüberzeugung: Ich fange etwas Neues an, arbeite mich Schritt für Schritt vor, bin erstaunt, dass es leichter ist, als ich gedacht hatte, und gewinne die Überzeugung: Das kann ich! Das kann ich sogar gut, da will ich weitermachen. Die Selbstwirksamkeitserwartung wächst mit der Erfahrung der Selbstwirksamkeit! Und das ist gleichzeitig ein wunderbares Gefühl – unser Gehirn sendet die entsprechenden Botenstoffe aus. Das heißt dann *intrinsische* Belohnung und ist die beste Motivation. Auch bei Fehlschlägen können wir – nach anfänglicher Enttäuschung – das Gefühl haben, dass es beim nächsten Mal schon klappen kann. Auf der Basis einer hohen Selbstwirksamkeitserwartung gilt der Satz, dass man aus Fehlern klug wird. Und zwar nur so: Habe ich eine hohe Selbsterwartung, reagiere ich auf meinen Fehler mit dem Wissen, es das nächste Mal richtig zu machen. Bei einer geringen Selbsterwartung denke ich bei einem Fehler: »Ich kann eben gar nichts.« Haben wir nicht schon vorher eine solche Erwartung, entmutigen uns die Fehler, die wir machen, bestärken uns in dem Gefühl der Unzulänglichkeit und demotivieren uns. Das ist wichtig für alle Lehrer: Schüler brauchen viele Erfolgserlebnisse, ehe sie in der Lage sind, aus Fehlern zu lernen! Stärkend für das Vertrauen in die eigene Selbstwirksamkeit sind übrigens Vorbilder, und zwar solche, die nicht unbedingt über herausragende Fähigkeiten und Persönlichkeiten verfügen. Es müssen also nicht Einstein und Gandhi sein. Sehen Sie sich erfolgreiche Menschen in Ihrer Umgebung an, wodurch unterscheiden sich diese von weniger erfolgreichen Menschen? Indem sie einfach tun, was sie tun wollen, in der Erwartung des Erfolges. Ich habe eine Menge Ratgeber gelesen, bis ich dachte: »Das kann ich auch!« – Und als ich dann das erste Mal bei einem (ich verrate nicht, bei welchem) gedacht habe: »Das kann ich besser!«, habe ich angefangen zu schreiben.

Natürlich helfen uns auch Menschen, die an uns glauben und uns zureden. Wenn Sie unsicher sind, fragen Sie einfach Freunde: »Glaubst du, ich kann das schaffen?« Wahrscheinlich werden Sie ein Ja zur Antwort bekommen, und das können Sie dann ruhig glauben! Denn eigentlich haben Sie es ja schon selbst gewusst, sonst hätten sie gar nicht gefragt. Was auch immer Sie geplant haben, es kann jetzt losgehen!

Die Selbstwirksamkeitserwartung ist ein wichtiger Motor bei der Initiierung und Durchsetzung von Veränderungen. Neuer Arbeitsplatz, neue Wohnung, Trennung aus einer unglücklichen Beziehung? All das ist mühsam und manchmal schmerzhaft, aber es ist zu schaffen!

Und, wie schon gesagt, je mehr wir geschafft haben, umso mehr können wir schaffen – wenn wir es wahrnehmen! Bei Patienten fällt mir immer wieder auf, dass sie schmerzhafte Erfahrungen berichten, als sei die Geschichte niemals zu Ende gegangen. Ich stelle dann – schon obligatorisch – die Frage: »Wie ist die Geschichte ausgegangen?« Dann erfahre ich immer wieder voller Bewunderung, wie viel Ressourcen (Phantasie!) Menschen in schwierigen Situationen entfalten. Nehmen sie das selbst nicht wahr, können sie auch nicht ihr Vertrauen in ihre Selbstwirksamkeit stärken. Dementsprechend lautet auch die letzte Übung in diesem Kapitel: Feiern Sie Ihre Selbstwirksamkeitserfahrungen!

Übung: Auf welche Erfolge können Sie Ihre Selbstwirksamkeitserwartung stützen?

Denken Sie an schwierige Situationen, die Sie bewältigt haben – entweder aus eigener Kraft oder weil Sie im richtigen Augenblick Hilfe geholt haben. Beispiel: Wenn ich mich in einer fremden Stadt verlaufe, kann ich mir einen Stadtplan nehmen oder jemanden nach dem Weg fragen oder ein Taxi nehmen.

Wenn Sie eine Reihe solcher Beispiele gefunden haben, gehen Sie in den zweiten Teil der Übung:

Welche Selbstwirksamkeitserwartung folgt aus der Situation?

(Beim obigen Beispiel: Ich finde mich in fremden Städten zurecht. Ich kann allein verreisen ...)

»Reisen durch die eigene Fremde«

Mit den neuen Eroberungen Ihrer Ressourcen, Resilienz und Selbstwirksamkeit geht der Weg weiter. Das folgende Kapitel hilft Ihnen über die Therapie hinaus bei Ihrer Entwicklung, Ihrer Selbsterfahrung und bei der Lösung von inneren und äußeren Konflikten. So können Sie *aus eigener Kraft* Ihren therapeutischen Prozess fortführen.

Die Überschrift dieses Abschnitts ist ein Buchtitel. In besagtem Buch wird beschrieben und klug analysiert, wie Frauen des 17. bis 19. Jahrhunderts ihre Reisen autobiographisch verarbeiteten. Dadurch wurden die – für jene Zeit außergewöhnlichen Erfahrungen – in die Persönlichkeit integriert und verstehbar. Dieser Umgang mit Erlebtem macht es wiederholbar – oder auch vermeidbar, wenn es unangenehm gewesen ist.

Genau das haben Sie in der Psychotherapie getan: Sie sind durch vieles gereist, was Ihnen fremd, unerklärbar und manchmal auch beängstigend an sich selbst war. (Zum Punkt, *was uns an uns selbst ängstigt*, kommen wir im Kapitel *Schatten.*) Ihre Hinweise und Wegweiser auf dieser Reise waren ganz unterschiedlicher Art, je nach Handwerkszeug und Therapieausrichtung Ihres Therapeuten. Die Hinweise konnten in Träumen gefunden werden, durch Fragen der Therapeutin oder ihre Deutungen. (Was damit gemeint ist, können Sie im Serviceteil unter dem Absatz *Die Psychoanalyse* nachlesen.) Ein Vehikel dabei war Ihre Introspektion. Das heißt, Sie haben Ihre Fähigkeit (weiter-)entwickelt, sich selbst und Ihr psychisches Innenleben zu beobachten und dadurch zu einer gewissen Selbsterkenntnis zu kommen. Diese Fähigkeit ist die Voraussetzung einer gelingenden Therapie, Voraussetzung für eine positive Prognose. Sie ist im eigentlichen Sinn die Voraussetzung für ein gelingendes Leben. Wenn Sie sich also manchmal bei der Frage erwischen: »Was mache ich hier eigentlich?«, sollten Sie innehalten, die Frage ernst nehmen und möglichst beantworten. Wenn Sie sich diese Frage ohne Groll, Ärger, Selbstvorwurf stellen, sind Sie schon sehr weit gekommen.

Dieses Buch möchte Sie dabei begleiten, die Reise fortzusetzen, an Ihrer Entwicklung, Ihrer Individuation, weiterzuarbeiten.

Das Stichwort *Individuation* ist der Anlass zu einer kleinen Anmerkung: In diesem *Reisekapitel* benutze ich als theoretische Grundlage die Psychologie des Schweizer Psychoanalytikers C. G. Jung, die ich für meine Zwecke etwas vereinfache. Jung (1875–1961) war zuerst Schüler Freuds, mit dessen Werk *Die Traumdeutung* er sich intensiv auseinandergesetzt hatte. Schon zum Zeitpunkt des Kennenlernens hatte er eigene psychologische Ideen, die er zum Teil unabhängig, zum Teil in Abgrenzung von Freud weiterentwickelt hat.

Individuation ist der Weg zu uns selbst, unser Wachstum, das auch einige Veränderungen einschließt. Und wir sind bis zu unserem Lebensende zu Veränderungen fähig, und zwar zu positiven wie zu negativen. Der Hirnforscher Gerald Hüther (2015, vgl. S. 134 ff.) beschreibt das Gehirn als eine immerwährende Baustelle. Veränderungen ergeben sich aus Lösungen, die wir für unsere Probleme finden. Lösungen sind das, was uns glücklich oder mindestens glücklicher macht. Hier ist auch ein Ansatz für Psychotherapie. Beim Finden von solchen Lösungen können wir uns ganz schön verirren. Im folgenden Beispiel möchte ich sehr vereinfacht darstellen, was damit gemeint ist:

Ein Mensch, der an Zahnschmerzen leidet, sollte zum Zahnarzt gehen. Kurzfristig macht ihn dieser Ausblick eher unglücklich, weil er eine massive Angst vor dem Zahnarzt hat. Also beschließt er, stattdessen Schmerztabletten zu nehmen. Seine Folgerung ist also: Medikamente (Drogen) lindern meine Schmerzen, sind also eine gute Lösung. Ich glaube, dieses Beispiel spricht für sich und lässt sich leicht auf Probleme psychischer oder sozialer Natur übertragen. Solche *Versehen* entstehen, wenn wir glauben, uns auf unser Gefühl verlassen zu können – ganz ohne Einsicht in die Hintergründe unserer Gefühle. Zum Finden von Lösungen, die uns mittel- bis langfristig glücklicher machen, gehören eben auch Wissen, Introspektion und Phantasie.

Ich benutze hier die tiefenpsychologische Theorie Jungs, weil sie in ihrer anschaulichen Begrifflichkeit ein gutes Werkzeug anbietet zur selbständigen Arbeit an der Persönlichkeitsentwicklung. In meinem Buch *Den Inneren Kritiker zähmen* habe ich die Theorie der *Ego-State-Therapie* benutzt, die wunderbar geeignet ist, innere Konflikte zu klären. Hier gehen wir einen Schritt weiter (oder auch gern mehrere Schritte).

Kommen wir also nun zu den Hinweisschildern auf der Weiterreise. Dazu möchte ich Ihnen zuerst drei Begriffe vorstellen, die oft verwechselt werden, besonders wenn sie in unterschiedlichen theoretischen Zusammenhängen verwendet werden. Für uns reicht eine zugespitzte Differenzierung – und die anschließende Erläuterung, wie uns diese Begriffe bei unserer Entwicklung weiterhelfen können. Ich spreche von den Konstrukten *Ich, Selbst und Ego.*

1. Ich, Selbst und Ego

ICH ist der einfachste dieser drei Begriffe. Er meint den bewussten Teil unserer Person, der mit der Welt kommuniziert. Es ist eben der Teil, mit dem wir identifiziert sind, von dem aus wir sagen: »Das bin ich.« Oder auch: »So bin ich.« Das ist aber nicht seine einzige Aufgabe. Dieser Teil unserer Psyche ist auch der, der die bewussten Entscheidungen trifft, nämlich die Wahl zwischen Lust und Pflicht. Zu dem unbewussten Teil dieses Ichs gehören unsere (vergessenen, verdrängten) Erinnerungsanteile, die das Ich sehr wesentlich prägen. Was wir brauchen – und in der Regel besitzen –, ist ein strukturiertes, funktionierendes Ich. Manchmal sagen Patienten in Krisensituationen: »Ich funktioniere ja nur noch.« Und das ist gut so! Ein Teil von ihnen weiß immer noch, trotz ihres augenblicklichen Unglücks, was getan werden muss – und tut es auch! Ein anderer Teil würde gern alles aufgeben, für nichts mehr verantwortlich sein und einfach zur Ruhe kommen. Letzterer Wunsch ist natürlich manchmal nachzuvollziehen. Er ist im Alltag nur selten und kurzfristig zu erfüllen. Sollte es *für länger* sein, hilft ein Aufenthalt in einer psychosomatischen Klinik. Wenn für länger *gar nichts mehr geht*, handelt es sich wohl um eine akute schwere Depression, die auf jeden Fall Hilfe benötigt.

Seien Sie also zufrieden damit, dass Sie in schweren, stressigen oder leidvollen Situationen noch *funktionieren*, und holen Sie sich rechtzeitig Unterstützung von Freunden, der Telefonseelsorge, Beratungsstellen – oder einer Therapeutin.

EGO ist kein Begriff von Jung und wird im allgemeinen Sprachgebrauch eher negativ verwendet: Jemand hat ein aufgeblasenes Ego, das braucht er für sein Ego … Jung würde an dieser Stelle den Begriff der Persona benutzen. Das beschreibt den Teil, den die anderen von uns sehen, negativ ausgedrückt unsere *Maske*. Positiv ausgedrückt handelt es sich um die Rolle, die wir gerade einnehmen. Kennen Sie das: In einem Gespräch mit dem Chef fühlen Sie sich ganz zittrig und ängstlich, und anschließend sagt eine Kollegin: »Ich wusste gar nicht, dass du so souverän auftreten kannst. Das hat den Chef jetzt aber beeindruckt!« Dann sind Sie ganz erstaunt, weil Sie selbst sich ja sozusagen *von innen* wahrgenommen haben, die Kollegin aber von außen. Ihre Persona ist also das, was (und) wie Sie meinen, gerade sein zu müssen. Das kann bei vielen Gelegenheiten richtig und wichtig sein, ein Schutz. Schließlich gibt es Situationen, in denen es unangenehm oder unangemessen wäre, in Tränen oder Wut auszubrechen. Da brauchen wir diesen Schutz als angemessene Reaktion auf eine soziale Herausforderung. Das Wort Persona hat Jung aus der Antike übernommen. Man bezeichnete so die Maske, die ein Schauspieler während des Stückes trug. Behalten wir diese Maske nach Ende des Stückes auf, verhalten wir uns also in freundschaftlichen oder Liebesbeziehungen genau so wie unserem Chef oder einem Konkurrenten gegenüber, können wir durchaus wieder von unserem Ego sprechen.

Das **SELBST** ist ein psychologischer Begriff, mit dem Jung die Ganzheit einer Persönlichkeit beschreibt, das, wohin wir mit unseren Änderungen und Entwicklungen streben. Hier findet eine notwendige Verknüpfung mit dem Begriff der Individuation statt: Das Selbst schickt uns auf diesen Weg – und es ist gleichzeitig sein Ziel, wir wollen (wir) Selbst werden – und das geht über das Ich hinaus. Jung spricht deshalb auch nicht von *unserem* Selbst, sondern immer von *dem* Selbst. Jung schreibt vom Selbst, es sei gleichzeitig empirisch (erfahrbar) und auch ein Postulat – eine Forderung. Diese Forderung zu erfüllen, haben wir uns auf den Weg gemacht. (Lebenslängliche) Persönlichkeitsentwicklung bedeutet nicht nur, immer besser mit Konflikten umgehen zu können, sich von alten Schmerzen zu befreien, kurz gesagt, weniger neurotisch zu sein. Es bedeutet auch, mehr von dem auszudrücken, was in uns ist, wie wir sein möchten. Oder, wie Hermann Hesse in seinem *Demian* schreibt: »Ich wollte ja nichts, als das zu leben versuchen, was von selbst aus mir herauswollte. Warum war das so sehr schwer?«

Ja, manchmal ist dieser Weg der Individuation beschwerlich. Es gibt immer neue Herausforderungen, neue Entwicklungsschritte zu gehen, Übergänge zu meistern. Wir integrieren unsere scheinbar widersprüchlichen Eigenschaften und Erfahrungen. Das ist keinesfalls nur anstrengend, es macht auch Spaß – und es lohnt sich!

Nach so viel Theorie gibt es jetzt eine Übung:

Übung: Charaktereigenschaften erkennen und einordnen

Schreiben Sie in Stichworten auf, was Sie ausmacht – einschließlich dessen, was andere Menschen von Ihnen sagen. Im Gegensatz zu einer weit verbreiteten Meinung ist es nämlich gar nicht unwichtig, was andere von uns denken. Sie werden niemals genau wissen, wie wir wirklich sind, geben uns aber einen kostbaren Hinweis, wie wir auf andere Menschen wirken. Und wir können diesen Hinweisen nachgehen, indem wir uns fragen: »Muss ich wirklich so hart / rigide / nachgiebig / weinerlich / arrogant – und was der negativen Äußerungen mehr sind – auftreten? Oder kann ich es mir leisten, dass meine Mitmenschen auch meine anderen Seiten wahrnehmen?«

Schreiben Sie auch in Stichworten Ihre Wünsche, Abneigungen, Vorlieben, Pläne auf und ordnen Sie alle Begriffe in die drei Spalten:

Ich – Selbst – Ego (Persona).

Welche Liste ist die längste? Die Antwort darauf ergibt einen kleinen Hinweis darauf, wo Sie mit Ihrer Arbeit an sich selbst weitermachen können.

Stehen die meisten Antworten in der Rubrik *Ich*, bedeutet das, dass Sie gut funktionieren. Sorgen Sie auch gut genug für sich selbst? Die Lern-Aufgaben für Sie können sein: Selbstbemutterung, Wunscherfüllung, eigener Raum. Sehen Sie auch in dem Abschnitt *Vom Ja- und vom Neinsagen* nach.

Haben Sie die meisten Stichworte in die Spalte *Ego* eingetragen, hilft Ihnen vielleicht auch das eben genannte Kapitel. Gleichzeitig können Sie über Folgendes nachdenken: Was verberge ich hinter meiner Maske? Welche Ängste? Was wehre ich ab, was (über mich) will ich gar nicht wissen?

Stehen die meisten Ihrer Eigenschaften in der Rubrik *Selbst*, sind Sie wahrscheinlich schon weit gekommen auf Ihrem Weg. Arbeiten Sie schwerpunktmäßig mit den Kapiteln *Schatten und Blick auf die Welt* weiter.

2. Individuation

Individuation wird manchmal auch mit *Ich-Werdung* übersetzt. Der Philosoph Jean Gebser benutzt den anschaulichen Begriff *Ich-Mut*. Bei diesem Prozess geht es um Entwicklung, Autonomie, Abgrenzung und Beziehung. Wir stellen Rollen und Normen infrage, lösen uns von den Eltern, suchen nach so etwas wie dem *Eigenen*, unserer Echtheit. Vielleicht passt hier auch das Wort Wahrhaftigkeit als etwas, nach dem wir streben. Auch im Umgang mit anderen reichen uns nicht allein die erlernten Konventionen. Wir möchten authentisch (echt) und in einem emotional spürbaren Kontakt sein. Wir kommen zu einer Integration unserer verschiedenen Seiten und finden dadurch auch einen besseren Umgang mit unseren Ängsten.

Die einzelnen Aspekte bedingen einander, die Auseinandersetzung mit ihnen findet gleichzeitig statt. Die Anlässe, weitere Schritte auf dem Weg der Individuation zu gehen, sind vielfältig und reichen von Langeweile über sich wiederholende Probleme (die auch irgendwann langweilig werden) bis zu den großen Herausforderungen. Verschiedene Modelle unserer Lebensphasen machen deutlich, was gerade Inhalt unseres Wachstumsprozesses ist. Mein Lieblingsmodell – neben denen europäischer Psychologen – ist das Ashramadharma aus der hinduistischen Psychologie, weil es eine klare Unterteilung von Lebensalter und damit verbundenen Aufgaben vornimmt. Ich will es hier kurz skizzieren:

DAS ASHRAMADHARMA (Bedeutung etwa: Die Lebensstadien und ihre Aufgaben)

Die erste Phase (Brahmacharva), die etwa bis zum 25. Lebensjahr dauert, ist unterteilt in die Phase des Lernens (Kindheit, Schule) und die des Verlassens des Elternhauses. Damit sind die Aufgaben *beobachten* und *dienen* (Lehre, Studium) verbunden.

In der zweiten Lebensphase (Garhastha, die bis etwa ins 50. bis 60. Lebensjahr reicht) stehen Haushalt, Beruf und Familie im Mittelpunkt. Es geht ebenso darum, glückliche Beziehungen in seinem Leben zu installieren wie Wohlstand zu erwerben.

Die dritte Phase (Vanaprasthya) dauert etwa vom 50. bis zum 75. Lebensjahr. Sie wird mit einer Metapher als *Rückzug in den Wald mit eigenem Herdfeuer* beschrieben. Das Geschäft wird nun langsam aufgegeben, Wissen wird an Jüngere weitergegeben. Wichtig ist es, den Körper gesund zu erhalten und sich spirituellen Praktiken (Meditation) zu widmen.

Das vierte Stadium (Sannyasa), das etwa im 70. Lebensjahr beginnt, wird auch als *Rückzug in den Wald*, aber *ohne eigenes Herdfeuer* beschrieben. Viele Menschen leben in diesem Alter allein, lösen sich von Bindungen, besonders von materiellen. Sie werden von der Gemeinschaft der Jüngeren versorgt (deshalb *ohne eigenes Herdfeuer*).

So befremdlich, wie dieses Raster für uns klingen mag, kommt es doch aus einer ganz anderen Kultur, so stellen wir beim näheren Hinsehen fest: Es hat durchaus relevante Ähnlichkeiten mit den psychosozialen Entwicklungsschritten der Menschen in unserer Kultur und beschreibt sehr genau die Aufgaben der einzelnen Individuationsschritte. Folgen und erfüllen wir diese Ansprüche, ist das das genaue Gegenteil zum Verharren in lähmenden Gewohnheiten. Es ist also ein Weg hinaus aus Resignation und Unzufriedenheit.

Die Kraft, die Erfüllungsenergie für unseren Entwicklungsprozess ziehen wir aus der positivsten Vorstellung, dem Ideal, das wir von uns selbst haben. Jeder Schritt in diese Richtung löst ein Glücksgefühl aus, und das animiert uns zum Weitermachen. In diesem Prozess fühlen wir uns zufrieden, auch wenn wir wissen, dass wir von unserem Ideal noch weit entfernt sind. Wir fühlen uns auf dem Weg, lebendig und stark. Dazu gehört es auch, unseren *Schatten* zu integrieren (siehe weiter unten in diesem Kapitel). Wenn wir den Schatten kennen und akzeptieren, sind wir einen großen Schritt weitergekommen auf dem Weg zu uns selbst.

Unsere Werkzeuge bei der Arbeit der Individuation sind Träume, Phantasie und Humor. Für viele Menschen beinhaltet ihr persönliches Wachstum auch etwas, das sich Spiritualität nennt, dazu gibt es im nächsten Kapitel einen Exkurs.

3. Interpretation von Träumen

Träume kann man auf vielfältige Weise deuten. Die eigenen Träume zu deuten, kann dabei helfen, uns selbst besser zu verstehen. Als erste Regel gilt: Nehmen Sie Ihre Träume ernst, aber nicht wörtlich. Unser Unbewusstes *verkleidet* die Trauminhalte auf vielfältige Weise, ganz abhängig von Ihrer persönlichen Geschichte, Ihrer aktuellen Lebenssituation und vielleicht Ihres gegenwärtigen Problems bzw. Ihrer momentanen Fragen.

Das führt zur zweiten Regel: Verlassen Sie sich beim Deuten Ihrer Träume nicht zu sehr auf Bücher, die zu jedem Traumelement Deutungen anbieten. Das sind oft gute Anregungen, sie geben aber nicht genug Raum für die ganz individuelle Aussage Ihres Traumes.

Ich schlage Ihnen vier Techniken der Traumdeutung vor. Sie können die wählen, die Ihnen am besten gefällt, Sie können auch alle vier auf denselben Traum anwenden, so werden Sie noch Facetten entdecken, die Ihnen entgehen, wenn Sie nur eine Technik anwenden. Träume sind nämlich – so Freud – *überdeterminiert*. Das bedeutet, dass sich in einem Traumbild verschiedene Gedanken verstecken können. Das seelische Geschehen ist eben nicht linear. Schreiben Sie sofort nach dem Erwachen Ihren Traum auf! Notieren Sie dabei auch Ihre Gefühle im Traum und beim Aufwachen als unterstützende Hinweise. Das gilt für alle Techniken der Traumdeutung. Träume sind außerordentlich flüchtige Erscheinungen. Kaum haben wir gedacht: Ich muss das gleich aufschreiben, sind die Bilder auch schon verschwunden.

Noch etwas gilt für alle Träume (bis auf wenige Ausnahmen, die für uns hier keine Rolle spielen): Lassen Sie sich nicht von Alb-, Angst- oder Verfolgungsträumen erschrecken. Ist Ihnen schon einmal aufgefallen, dass Sie im Traum niemals sterben? Sie wachen immer vorher auf. Träume mit diesem Inhalt bedeuten vielleicht das Ende von irgendetwas, nicht aber Ihren Tod oder den eines anderen Menschen. Nach Jungianischen Regeln der Traumdeutung ist das Bedrohliche im Traum häufig ein Ausdruck unseres *Schattens*.

1. Technik: Assoziative Traumdeutung

Das ist die klassische Traumdeutung, die Freud im Jahre 1900 in seinem grundlegenden Werk der Psychoanalyse vorstellte. Er beschreibt dort den Traum als wichtigsten Weg ins Unbewusste. Alle Traumelemente drücken lebensgeschichtliche Zusammenhänge und vor allem auch Wünsche aus. Diese Traumdeutung ist noch heute eine der wichtigsten Techniken der psychoanalytischen Psychotherapie. Für Ihren persönlichen Gebrauch gebe ich Ihnen eine vereinfachte Anleitung:

Nachdem Sie Ihren Traum aufgeschrieben haben, machen Sie eine Liste der einzelnen Traumelemente. Beispiel: Ich träume, ich gehe durch eine viel befahrene Straße. Plötzlich hält ein großes Auto neben mir, eine indische Prinzessin steigt aus und winkt mir zu.

Dann gehören auf die Liste Ihrer Traumelemente: vielbefahrene Straße, großes Auto, Indien, Prinzessin, das Winken.

(Übrigens: Dieser Traum ist offensichtlich im Freud'schen Sinne eine Wunscherfüllung.)

Lange Träume enthalten natürlich viele solcher Elemente. Nun schreiben Sie, ganz ohne nachzudenken, hinter jedes dieser Wörter, was Ihnen dazu einfällt. Da gibt es kein »Das passt nicht« – gerade scheinbar merkwürdige Assoziationen bringen uns dem Sinn des Traumes (dem eigentlichen Traumgedanken) näher. Dieser unbewusste Inhalt ist nämlich verschlüsselt.

Wenn Ihnen gar nichts mehr einfällt, betrachten Sie Ihre Notizen. Manchmal erkennen Sie jetzt schon einen Zusammenhang. Suchen Sie unter Ihren Assoziationen diejenigen heraus, die sich aufeinander beziehen lassen. Für viele – nicht für alle – Träume gilt Freuds Satz, dass sich in Träumen Wunscherfüllungen verbergen. Manchmal verbergen sich nur Ihre Wünsche dort, auch verknüpft mit den Hinweisen darauf, wie sie sich erfüllen lassen.

Kurze Anmerkung zu Sigmund Freud: Lange Zeit galt seine Theorie als überholt. Zu neuem Ruhm verhalf ihm ausgerechnet die Neuropsychologie. Sie fand zum Beispiel die Neurotransmitter (die Botenstoffe im Gehirn), die Freud gerne gefunden hätte. Damit war, vereinfacht gesagt, die Existenz dessen, was Freud *Libido* nannte, bestätigt. Außerdem bestätigt die Hirnforschung die Existenz des Unbewussten, indem sie sagt, dass nur (vorsichtig geschätzt) 10 bis 20 Prozent dessen, was in unserem Gehirn gespeichert ist, unserem Bewusstsein zur Verfügung steht. All das Wissen, alle Erinnerungen sind nicht verloren, oft kehren sie nach langer Zeit (z. B.) in einer Psychotherapie ins Bewusstsein zurück. Ebenso fand Freuds Traumtheorie eine Auferstehung, wenn auch nicht bei allen Forschern. So wurde aus Christof Eschenröders *Hier irrte Freud* (1984) ein *Sigmund Freud. Die Wiederkehr des Mannes, der unsere Träume und Triebe erforschte* (Geo Mai, 2006).

2. Technik: Objektstufige Traumdeutung

Diese und die folgenden Traumdeutungstechniken haben die Theorie Jungs zum Hintergrund, wobei sich auch die Traumdeutung nach Freud im Wesentlichen auf die Objektstufe bezieht. Objektstufig heißt nichts anderes, als dass wir uns bei allen Traumelementen fragen, welche Person oder welches Geschehen in der realen Welt damit gemeint sein könnte. So bedeutet unsere Mutter im Traum eben nicht unsere reale Mutter, sondern eine andere Person, die uns vielleicht mit ihren mütterlichen Eigenschaften im Leben unterstützt oder früher mal unterstützt hat.

Bei dieser Traumtechnik erhalten wir am ehesten einen Einblick in aktuelle Konflikte, Fragen, die uns gerade sehr beschäftigen, oder auch Sorgen, die wir uns machen, also in unsere unbewussten Ängste. Wir können erkennen, was in unserem Leben gerade wichtig ist, worum wir uns kümmern sollten.

3. Technik: Subjektstufige Traumdeutung

Auch hier betrachten wir wieder alle Traumelemente einzeln, suchen ihre Entsprechung aber nicht in der Außenwelt, sondern in uns selbst: Jedes Element stellt etwas von uns dar: eine Eigenschaft, ein Erlebnis, einen Charakter- oder Persönlichkeitsanteil, eine Beziehung, einen Wunsch oder ein (verdrängtes) Gefühl. So kann zum Beispiel der Verfolger, der uns im Traum Angst macht, für den Teil von uns stehen, der andere Menschen *unter Druck setzt.* Er kann auch stehen für unsere eigene verdrängte Aggression.

Diese Technik der Traumdeutung kann uns tief in unser Inneres führen, vielleicht auch zu Anteilen, die wir gern geheim halten würden und über die wir am liebsten gar nichts wüssten. Sollten Sie da fündig werden, empfehle ich sehr die Arbeit mit Ihrem *Schatten.* Genauso kann es sein, dass wir auf tiefe Wünsche stoßen, als Beispiel nenne ich die *indische Prinzessin.* Was könnte dieses Traumelement bedeuten, wenn ich es subjektstufig deute?

4. Technik: Deutung auf der Symbolebene

Diese Technik geht über das Individuelle hinaus, da wir Symbole mit allen Menschen eines gemeinsamen kulturellen Hintergrundes teilen. Wenn wir zum Beispiel von einem Kreuz träumen, wissen wir sofort, dass es sich dabei um *das christliche* Symbol schlechthin handelt. Dieses Symbol mag eine persönliche Bedeutung in unserem Leben haben, es hat aber auch eine, die darüber hinausgeht. Das können wir in unsere Traumdeutung mit einbeziehen.

Meistens sind Symbole natürlich komplexerer Natur. Nehmen wir zum Beispiel eine Mauer. Dies ist (gerade in Deutschland) ein Symbol von Trennung. In Ihrer eigenen Geschichte kann es das auch bedeuten, könnte aber auch Schutz bedeuten – oder den Wunsch nach Freiheit. Ihr Gefühl wird Ihnen sagen, welche Deutung für Sie zutrifft.

Experimentieren Sie mit den Traumdeutungen, vielleicht erfinden Sie sogar eigene Techniken. Mit der Zeit wird es Ihnen immer leichter fallen, diese Botschaften zu verstehen. Manchmal bilden sich Regeln heraus, etwa folgender Art: »Immer, wenn ich träume, dass es regnet, bedeutet das, dass ich für eine Aufgabe nicht gut genug vorbereitet bin.«

Erkennen Sie die Assoziationskette, die sich nach Traumtechnik Nr. 1 ergibt? Regen – im Regen stehen – im Stich gelassen werden – hilflos sein – nicht weiterwissen – Mahnung meines Unbewussten: Ich sollte mich auf eine bevorstehende Situation besser vorbereiten.

Da Träume ja individuell und *überdeterminiert* sind, kann die Kette natürlich auch lauten: Regen – Sommerregen – Wachstum – Ernte – Glück für mich. Das wünsche ich Ihnen!

4. Phantasie

Unsere Phantasie ist ein wichtiges Werkzeug auf unserer Lebensreise. Mit Phantasie können wir Auswege aus prekären Situationen finden, unser Leben ganz anders einrichten. Unsere Phantasie sagt uns nämlich: »Alles kann auch ganz anders sein!« Das ist natürlich übertrieben, aber wir sollten nicht zu früh mit der Zensur an unseren Phantasiebildern beginnen und auch ungewöhnliche Ideen nicht verachten. Zu laut sind oft die Stimmen der verinnerlichten Eltern, Inneren Kritikern oder Zensoren, die da sagen: »Du spinnst ja!« – »Bleib mal in der Realität!« – »Was du dir immer ausdenkst!«

Ich zähle jetzt einmal die wichtigsten Aspekte auf, um zu zeigen, dass Phantasie eine sehr bedeutende menschliche Ressource ist:

- Ohne Phantasie hätten wir kein Mitgefühl, weil wir uns ja gar nicht vorstellen könnten, wie sich ein anderer Mensch fühlt.
- Ohne Phantasie könnten wir Probleme auf allen Ebenen immer nur durch Versuch und Irrtum lösen.
- Ohne Phantasie wären wir unseren negativen Gefühlen ausgeliefert, die viel häufiger sind als positive Gefühle, meist in der Form von Ängsten. Ohne Phantasie könnten wir uns nämlich keine Alternativen, keine schönen Bilder vorstellen, die unser Hirn beruhigen und es veranlassen, Serotonin auszuschütten.
- Ohne Phantasie können wir uns nicht vorstellen, dass alles anders sein kann – und welche Veränderungen wir vornehmen können, um zufriedener mit unserem Leben zu sein. Wir müssen nicht gleich alles verändern, auswandern oder Eremiten werden.
- Ohne Phantasie können wir erst recht nicht an der Verbesserung der Welt arbeiten.
- Ohne Phantasie gäbe es keine Kunst: kein Bild, keinen Roman, keine Musik.
- Ohne Phantasie müssten wir manchmal noch gemeiner und böser sein, als wir sind. Rache in der Phantasie kann eine entlastende Funktion haben und ein guter Ersatz für ausagierten Ärger sein.

Ändern können wir erst etwas, wenn wir aus der Fülle unserer Phantasien das ausgewählt haben, wofür unsere Erfüllungsenergie reicht. Denken Sie dazu an die Bemerkung: Wenn wir etwas wirklich wollen, fragen wir nicht, *ob* das funktionieren kann, sondern *wie* wir es anstellen müssen, um unser Ziel zu erreichen.

An dieser Stelle möchte ich Ihnen eine meiner Lieblingsübungen vorstellen:

Übung: Bilderbuch meines schönsten Lebens

Diese Übung macht es möglich, dass Phantasien, Pläne und Wünsche nicht verloren gehen. Sie tröstet auch, wenn Sie gerade mit Ihrer Lebenssituation ganz unzufrieden sind. Siehe beim Stichwort *Phantasie*: Es könnte auch alles ganz anders sein.

Bilderbuch ist in diesem Fall wörtlich gemeint. Legen Sie sich ein schön gebundenes Buch zu, nicht kleiner als DIN A4, gern auch größer. Sammeln Sie, was immer Sie an schönen Vorstellungen (von Ihrem eigenen Leben) hatten oder haben. Üben Sie möglichst keine Zensur aus, fragen Sie nicht nach *Realisierungsmöglichkeiten.* Schreiben Sie auf, was Ihnen als Kind Spaß gemacht hat, was für Berufswünsche Sie hatten, welche Länder Sie sehen wollten. Malen Sie Bilder davon, was jetzt in Ihrem Leben schön ist, und auch von dem, was Ihrem Leben (noch) fehlt. Kleben Sie Fotos ein, Zeitungsausschnitte, Souvenirs von Festen, Reales und Geträumtes. Sehen Sie, was eingetreten ist, welche Wünsche sich erfüllt haben – und welche sich auch überlebt haben.

Anmerkung dazu: So ein Bilderbuch ist auch ein wunderbares Geschenk unter Freunden. (Es heißt dann natürlich: Bilderbuch Deines schönen Lebens.) Sie können zum Beispiel zu einem besonderen Anlass im Freundeskreis einen solchen Band für einen Jubilar herstellen – und sich dann an Ihren eigenen machen. – Vergessen Sie nichts, es muss viel mehr Schönes in Ihrem Leben geben (gegeben haben), als sie ad hoc erinnern können.

5. Humor

Eine ähnlich wichtige Ressource wie die Phantasie ist der Humor, mit dem wir verzwickte Probleme und Streitigkeiten lösen können, ohne dass es zu einer Eskalation kommt. Trotzdem ist es schwierig, den Begriff klar zu definieren. Am ehesten geht es, wenn man ihn abgrenzt: Er hat ein wenig mit Ironie zu tun, wenig mit Witzemachen, nichts mit Schadenfreude, ganz und gar nichts mit Zynismus und Sarkasmus und nicht viel mit Spott. Eigentlich hat er, genau genommen, auch gar nicht so viel mit Lachen zu tun. Er macht niemanden schlecht, macht sich nicht lustig – nur manchmal über sich selbst. Er kann eine Waffe sein, die (fast) gar nicht verletzt. Dann ist er Ironie. Ironie beruht darauf, das Gegenteil von dem zu meinen, was man sagt, wohl wissend, dass der andere das weiß. Es ist also ein gutes Mittel, Angriffe abzuwehren. Ein kleines Beispiel: Ihr Chef sagt: »Sie machen aber auch alles falsch.« – Sie antworten: »Nicht alles, aber ich arbeite daran.« Damit wird dem anderen gespiegelt, was er eigentlich gesagt hat, ohne dass es zu einem offenen Konflikt kommt.

Humor beruht auf Reife, Mitgefühl und Phantasie. »Humor ist keine Gabe des Geistes, er ist eine Gabe des Herzens.« (Ludwig Börne, 1786–1837) Humor kann in der entsprechenden Situation auch ein Schweigen sein oder eben ein Lächeln ohne Häme. Manchmal handelt es sich um einen Satz, der eine peinliche Situation entschärft. So sagte zum Beispiel eine freundliche Kollegin, als ich bei einem ziemlich offiziellen Essen ein Glas Rotwein umstieß (es war nicht mehr voll!): »Danke, dass Sie das erledigt haben, normalerweise muss ich das immer machen.« Es gab ein leises Gelächter, weil jede von uns sich schon einmal in so einer Situation erlebt hatte. Die Kollegin hätte den Vorfall natürlich auch schweigend übergehen können, aber dann wäre mein Gefühl von Peinlichkeit geblieben.

Der bekannte Satz »Humor ist, wenn man trotzdem lacht« ist zwar sprachlich nicht besonders gelungen, trifft es aber ganz gut: Humor hilft uns nicht nur, schwierige Situationen zu überstehen, sondern sogar noch die Komik darin zu erkennen. Manchmal wird dann aus einem schweren Konflikt am Ende eine witzige Geschichte. Oder, wie Joachim Ringelnatz so schön gesagt hat: »Humor ist der Knopf, der verhindert, dass uns der Kragen platzt.«

6. Der Schatten

Nachdem Sie so mit ausreichend Hilfsmitteln für Ihre Reise durch die eigene Fremde ausgestattet sind, lassen Sie uns einen kurzen Blick in einen unbeliebten Landesteil werfen, nämlich den, den Jung *Schatten* nennt, der umgangssprachlich *dunkle Seite* genannt wird. Oder wie nennen Sie diesen Teil von sich, der anderen Böses wünscht, manchmal intrigiert, unfair konkurriert und Weiteres mehr? Gleichzeitig stellt sich natürlich die Frage, was uns dazu gebracht hat, so hart zu werden. In Rilkes Buch *Vom Mönchischen Leben* geben einige kleine Verse die Antwort. Dort steht:

Wenn ich gewachsen wäre irgendwo,
wo leichtere Tage sind und schlanke Stunden,
ich hätte dir ein großes Fest erfunden,
und meine Hände hielten dich nicht so,
wie sie dich manchmal halten, bang und hart.

(Zur etymologischen Bedeutung von *schlank*: In diesem Zusammenhang ist wohl gemeint: nicht hart und schwer, sondern biegsam, aber auch leicht und direkt – wie im Adverb *schlankweg*).

Wir haben also Gründe für unsere Schattenseiten, haben sie gebraucht, um schwere Tage zu überwinden. Nun müssen wir uns um sie kümmern. Die einfachste Definition des Begriffes Schatten hört sich sehr kindlich an, sie lautet: »Ich kann auch böse sein – und ich will nichts darüber wissen.«

Wir erleben diese Seite manchmal bei einem Gefühlsausbruch, über dessen Heftigkeit wir erschrecken. Psychologen nennen so etwas einen *Impulsdurchbruch*. Lange haben wir uns bemüht, unseren Ärger zurückzuhalten, unsere Aggression nicht zu zeigen, und uns vielleicht sogar als gute, selbstbeherrschte Menschen dabei gefühlt. Dann kommt es zu einer Situation, die *das Fass zum Überlaufen bringt*, und wir spüren eine Wut, die wir in uns gar nicht vermutet haben.

Unser Schatten ist geradezu das Gegenteil der idealen Vorstellung, die wir von uns selbst haben. Er enthält Persönlichkeitsanteile, die wir nicht mögen, die auch unseren sozialen Regeln nicht entsprechen. Warum sollten wir uns diese Anteile überhaupt bewusst machen? Diese Anteile sind schambesetzt, manchmal mit dem Gefühl von Wertlosigkeit verbunden.

Unser Schatten macht sich auf verschiedene Weise im Alltag immer wieder bemerkbar – und zu oft entzieht sich das unserer Kontrolle. Geraten Sie manchmal in Situationen, die Ihnen anschließend peinlich sind, Sie sich vielleicht auch schämen? Wird Ihnen von vertrauten Menschen gesagt: »Manchmal erkenne ich dich nicht wieder.«? Dann ist wohl Ihr Schatten aktiv. Er lässt sich einfach nicht gänzlich verleugnen, durchbricht manchmal unsere Maske oder Persona. Freud spricht da von der *Wiederkehr des Verdrängten*, ein anschauliches Bild.

Der andere Grund dafür, uns um unseren Schatten zu kümmern, ist das, was wir Projektion nennen: Überdeutlich nehmen wir das, was wir bei uns selbst nicht wahrhaben wollen, an anderen Menschen wahr. Manchmal unterstellen wir dem anderen auch nur, in einer gewissen Weise zu sein, wie wir selbst *nicht* sein wollen. (Das nennt man Projektion.) Wir werfen den anderen Ihre negativen Eigenschaften in einer Heftigkeit vor, die etwa der Stärke unseres eigenen Schattens, also unserer eigenen abgewehrten Seiten, entspricht.

Falls Sie mein Buch *Den Inneren Kritiker zähmen* gelesen haben, erinnern Sie sich vielleicht daran, dass dort steht, diese Instanz hindere uns daran, andere zu mögen. Hier ist das Gleiche gemeint – nur eben vor einem anderen theoretischen Hintergrund erklärt.

Wie gehen wir aber nun mit diesem Schatten um? Als Erstes machen Sie sich natürlich eine Liste Ihrer *Schattenseiten*, soweit Sie Ihnen bekannt sind. Wahrscheinlich sind Sie in Ihrer Therapie schon dem einen oder anderen Aspekt des Schattens begegnet, zum Beispiel in der Art und Weise, wie Sie an Konflikten mit Partnern, Kindern, Arbeitskollegen und Freunden beteiligt sind, also welche eigenen Anteile Sie an Ihren Problemen haben. Der Schatten macht sich oft gerade in unseren vertrautesten Beziehungen bemerkbar. Ich wette mit Ihnen, dass es Wörter und Bemerkungen gibt oder auch nur Nuancen in Ihrer Stimme, die Sie zu Hause von sich geben, vor Ihrem Chef aber nie äußern würden. Das liegt daran, dass in bestimmten Rollen, die wir im Leben einnehmen, unsere Persona oder Maske besonders stark ist. Hier gilt der Spruch von Mark Twain (1835–1910): »Bevor du anfängst, deine Feinde zu lieben, solltest du deine Freunde besser behandeln.« Merke: Nicht nur die Welt ist böse zu uns, manchmal sind wir es auch!

Übung: Den Schatten betrachten

Wichtig: Bleiben Sie bei dieser Übung ganz ehrlich. Sie müssen wirklich niemandem verraten, was auf Ihrem Zettel steht! Beginnen Sie nicht damit, Erklärungen und Entschuldigungen zu suchen, Sie stehen nicht vor Gericht! In dieser Übung geht es *nicht* darum, jedenfalls zunächst nicht, zu verstehen, warum Sie so sind, wie Sie sind. Sondern es geht einfach darum, Ihre andere Hälfte anzusehen, und das ist in diesem Fall nicht die *bessere Hälfte*.

Also, Sie nehmen Ihren Mut zusammen, und los geht´s:

Rufen Sie sich Situationen in Erinnerung, in denen Ihnen jemand ein negatives Feedback gegeben hat, Sie kritisierte oder auch nur erschrocken geguckt hat. Vielleicht erinnern Sie sich auch an Ereignisse, wo Sie selbst das Gefühl hatten, eine Grenze überschritten zu haben, zu streng, unfreundlich oder ungerecht gewesen zu sein. Nehmen Sie für jede dieser Situationen ein eigenes Blatt. Für die weitere Übung suchen Sie *eine* Szene aus, wählen Sie dazu eine mit einem mittleren Grad an Heftigkeit. Beschreiben Sie sehr differenziert Ihr Gefühl in der jeweiligen Szene, und zwar in drei Schritten: vor dem Ausbruch, während Ihrer Aktion und danach. Kennen Sie sich so? Handelt es sich um ein häufig wiederkehrendes Verhalten? Welches Gefühl überwiegt: Kränkung, Eifersucht, Neid, Wut? Auf welche

Eigenschaft / welches Verhalten des anderen haben Sie so heftig reagiert? Sortieren Sie zur letzten Frage deutlich Ihre Gefühle und Bilder:

- Handelt der andere so, wie Sie es gern möchten, sich aber nicht trauen würden?
- Fühlen Sie sich überlegen – und darin von dem anderen nicht wahrgenommen?
- Bekommt der andere etwas, das eigentlich Ihnen zustünde?

Gehen Sie diesen Fragen sorgfältig nach, verknüpfen Sie die Antworten mit den oben aufgeführten Gefühlen. So können Sie Ihrem Schatten auf die Spur kommen. Wenn Sie den Weg gefunden haben, können Sie in gleicher Weise mit einer anderen Szene fortfahren.

Auswertung der Übung: Und was haben Sie nun davon? Selbsterkenntnis! Ein erweitertes Wissen um das »So bin ich«. Bewerten Sie es nicht! Es geht nicht darum, sich jetzt Asche aufs Haupt zu streuen, das eigene positive Selbstbild zu beschädigen. Akzeptieren Sie die gerade erkannten Eigenschaften, verstehen Sie, warum sie entstanden sind, welche Auswirkungen sie heute in Ihrem Alltag haben. Zum Beispiel werden Sie relativ schnell erfahren, dass Ihre Selbstzweifel weniger statt mehr werden: Ach, so bin ich, ja natürlich. Ich muss mich deswegen nicht grämen oder verstecken. Ich lerne, damit umzugehen. Und das führt zu einer großen Erleichterung und vielleicht auch zu einem Gefühl von *Dankbarkeit.*

Der Schatten enthält nicht nur unsere *bösen*, das heißt, wütenden, aggressiven, manchmal hasserfüllten, abgewehrten Persönlichkeitsanteile. Es geht insgesamt um Anteile, die wir in unserem idealen Ich quasi nicht dulden. Hierfür ein Beispiel:

»*Eine Patientin, Frau S., war eine erfolgreiche, attraktive Frau im mittleren Management einer großen Firma. Sie litt sehr unter dem Kontakt ihres Lebensgefährten zu einer seiner früheren Freundinnen. Interessant daran war, dass die augenblickliche Beziehung schon seit mehreren Jahren bestand und als sehr glücklich und stabil erlebt wurde. Außerdem handelte es sich bei der ehemaligen Freundin, die die Depressionen bei meiner Patientin auslöste, nicht um die letzte Beziehung des Mannes vor Frau S., sondern sie lag eine ganze Reihe von Jahren zurück. Simple Eifersucht oder Verlustangst waren also keine hinreichenden Erklärungen. Ich ließ Frau S. die andere Frau ausführlich beschreiben. Ihre ersten Äußerungen waren voller Wut: »Das ist eine richtige Zicke, unfreundlich zu anderen Frauen, wickelt aber alle Männer um den kleinen Finger. Dabei tut sie immer ganz unschuldig, klein und hilflos den Männern gegenüber. Die geben sich unheimlich Mühe, ihr behilflich zu sein. Jeder reißt ihr ihren Koffer aus der Hand und sagt: ›Der ist doch viel zu schwer für so eine zarte Person.‹ Ich muss meinen Koffer allein tragen, dabei ist besagte Dame einige Zentimeter größer als ich und bestimmt nicht schwach!«*

Der letzte Satz von Frau S. brachte uns der Lösung näher: Sie muss nicht nur ihren Koffer allein tragen, sie hat ganz viel in ihrem Leben allein geschafft. Sie kam aus einer eher wohlhabenden Familie und hatte drei Brüder. Dort galten Mädchen wenig. (Ihre Mutter hatte ihr schon früh gesagt: »Ich verstehe dich einfach nicht, ich bin eben eine Mutter für Jungen und nicht für Mädchen.«)

Dass die Brüder studierten, war selbstverständlich. Frau S. machte nach der mittleren Reife eine kaufmännische Lehre. Schon damals war sie voller Groll auf bevorzugte *Menschen, beschloss aber, es aus eigener Kraft zu schaffen. Sie holte ihr Abitur in Abendkursen nach und besuchte dann einen dualen Studiengang, um nicht auf das Geld ihrer Eltern angewiesen zu sein. Danach machte Sie eine steile Karriere, in der sie sogar zwei ihrer Brüder überflügelte. Sie war ein wenig stolz auf sich und hatte längst das Gefühl entwickelt, alles allein zu schaffen und wirklich niemanden zu brauchen. Allerdings war eine tiefe Verachtung für Menschen in ihr gewachsen, die es leichter hatten als sie. Noch intensiver war die Verachtung für (und der Zorn auf) Menschen, die es sich* leichter machten, *sich, so ihre Worte,* ständig bedienen ließen.

Warum, fragte ich sie, sollten es sich Menschen nicht leicht machen, Hilfe von anderen annehmen? Hier brach Frau S. in Tränen aus: »Ich würde ja gern Hilfe annehmen, aber es bietet sie mir niemand an!«

Was ihr selbst bisher verborgen geblieben war, weil es nicht in ihr ideales Bild von sich selbst passte, war ihr tiefer Wunsch danach, jemand würde sie an die Hand nehmen, Dinge für sie erledigen, sie beschützen. Wir fanden das Bild der Prinzessin: Sie wollte auch eine Prinzessin sein – ja, sie war eine, aber niemand nahm das zur Kenntnis, nicht einmal ihr Lebensgefährte.

Schwäche und Versorgungsbedürfnis waren also – neben Wut und Neid – als ungeliebte Eigenschaften in den Schatten *verbannt.*

Was ich mit dieser Geschichte sagen will, ist zweierlei: Die Konfrontation mit nicht akzeptierten Schatteneigenschaften *kann sehr quälende Gefühle auslösen, die wir uns rational nicht erklären können. Dabei können sich hier Eigenschaften von uns verbergen, die zu akzeptieren und integrieren hilfreich wäre. Unsere* Schattenwut *zu befreien, kann die Energie in uns lösen, uns stark, klar und konsequent für Dinge einzusetzen, die uns wichtig sind, ohne zu kämpfen, aber auch ohne uns als Opfer zu fühlen, weil wir nicht bekommen, was wir uns wünschen.*

Es stellt sich natürlich die Frage, warum die Prinzessin ein Teil des Schattens meiner Patientin ist. Im Allgemeinen ist dieses doch gar kein negatives Bild. Für Frau S. war es das sehr wohl. Es bedeutete für sie, abhängig zu sein, ausgeliefert an Menschen, die es nicht gut mit ihr meinen, keine eigene Entscheidungsfreiheit zu haben und einiges mehr: Prinzessin zu sein war also für sie eine echte Bedrohung. Die Heftigkeit dieser unbewussten Gefühle spiegelt sich in dem Ärger auf die ehemalige Freundin ihres Lebensgefährten.

Bei der Arbeit mit dem Schatten entdecken wir also Bilder (wie Frau S. das Bild der Prinzessin), die mit Phantasien verknüpft werden können, unser Leben vielfältiger und bunter zu gestalten. Wir fühlen uns lebendiger, kraftvoller und kreativer. Vor allem aber haben wir es leichter mit anderen Menschen und diese mit uns: Wir können endlich aufhören, den anderen Eigenschaften vorzuwerfen, die wir an uns selbst nicht akzeptieren. Wir werden weicher, weniger urteilend, verständnisvoller.

Vom Umgang mit Gefühlen

1. Ausdrücken oder *für sich behalten*?

Über den Umgang mit Gefühlen besteht eine große Unsicherheit. Das hat verschiedene Gründe. Zum einen gab es in den körperbetonten Therapieformen der 70er- und 80er-Jahre die Idee der Katharsis (Reinigung). Die Vorstellung war: Wir rufen uns in die Situationen – meist der Kindheit –, die unser seelisches Leiden verursacht haben, und die damit verbundenen Gefühle in unsere Erinnerung zurück. Und dann werden sie *ausgedrückt*, meist laut und heftig. Wenn wir das nur immer wieder tun, werden wir endlich von dieser Wut oder diesen Ängsten befreit sein. Ohne tiefer auf eine neuere Theorie zu diesen Thesen einzugehen, kann ich sagen, dass das so einfach nicht stimmt. Oft führt das Wiedereintauchen in traumatische Situationen zu nichts anderem als zu einer *Retraumatisierung* – und damit zu einer Verfestigung des Leidens. Der zweite Grund, warum wir unsere Gefühle gern lauthals ausdrücken, unsere Aggressionen mit rauen Worten dem anderen *auf den Kopf zu* sagen wollen, ist der Wunsch nach Wiedergutmachung. Wir sehen in dem anderen die Ursache für unsere Gefühle und wollen nichts anderes, als dass er sieht, was er uns angetan hat. Und dann soll er etwas tun, damit dieses Gefühl aufhört. – Meist tut er das aber nicht, unser harsches Auftreten macht auch unseren *Gegner* wütend. Er hat keine Chance, unsere Verletzung zu sehen, wenn wir ihn gerade beleidigen. So vertiefen wir den Konflikt.

Ganz gleich, aus welchem Grund es geschieht, so ein Gefühlsausbruch kann im ersten Augenblick (oder vielleicht auch noch im zweiten) ganz erleichternd wirken. Und was ist dann? Katharsis als Therapie hat wenigen Menschen wirklich geholfen, unter anderem deshalb, weil sich viele dieser *Ausbrüche* eher anfühlten, als seien sie Teil eines Theaterstückes.

Aber hilft es nicht wirklich, einem anderen Menschen mal *in aller Deutlichkeit unsere Meinung zu sagen*? Leider nein! Wir gefährden unsere Beziehung, wir kränken den anderen mehr als nötig, wir sind unsachlich und vermitteln auch Gefühle, die mit der auslösenden Situation wenig zu tun haben. Im schlimmsten Fall verlieren wir in so einem Ausbruch einfach unsere Würde und den Respekt des anderen vor uns. Und ob wir wirklich besser verstanden werden, wenn wir lauter werden, ist durchaus fraglich.

Bleibt also die Frage: Wohin gehen wir mit unseren mitunter sehr heftigen Gefühlen? »Soll ich meine Wut für mich behalten?«, werde ich oft gefragt. Die Antwort lautet: »Eindeutig jein!«

2. Ein Gefühl ist *richtig*

Gefühle sind immer richtig und immer begründet! Das bedeutet: Sie wollen / müssen / dürfen *immer* gefühlt werden. Danach ist es gut, das Gefühl zu benennen – und zu akzeptieren. Aber: Ihr Gefühl würde in der Regel vor keinem Gericht der Welt standhalten, es ist immer subjektiv. Das bedeutet – und für die meisten Menschen ist das eine schlechte Nachricht –, dass wir immer selbst für unsere Gefühle verantwortlich sind. Bevor Sie protestieren, möchte ich es gern erklären: Natürlich löst ein anderer Mensch unser Gefühl aus – manchmal sogar mit Absicht. Das nennt man dann Manipulation. Wir haben allerdings auch immer die Wahl, anders zu reagieren, anders zu fühlen. Ein Beispiel: Sie sind mit einem Freund verabredet, den Sie länger nicht gesehen haben. Nun sagt dieser Freund das dritte Mal in Folge ab. Sie sind sehr enttäuscht und wütend und sagen: »Weißt du, wenn dir so wenig an unserer Freundschaft liegt, dann können wir es auch ganz lassen«, und drücken das Gespräch weg.

Ihr Gefühl ist eindeutig und gut nachvollziehbar. Aber sind Sie deshalb im Recht? Weshalb hat der Freund abgesagt? Glauben Sie ernsthaft, dass er es sich damit (zu) leicht gemacht hat? Kann nicht eine

Absage auch ein Vertrauensbeweis sein? Etwa so: »Ich bin gerade so unter Druck und traue mich bei niemandem außer dir, ›Nein‹ zu sagen.« Sie könnten Ihrem Freund die Chance geben, seine Absage zu begründen! Lesen Sie vielleicht gründlich das Kapitel *Vom Jasagen und vom Neinsagen*. Ein Nein zu bekommen, ist auch eine Gelegenheit, Großzügigkeit zu üben.

Nun haben Sie aber schon so heftig reagiert, da passt die Übung, die im Abschnitt *Der Schatten* beschrieben ist.

Es stellt sich auch die Frage, welche nicht (ganz) verheilte Wunde der Freund berührt hat. Hier gibt es noch viel an sich selbst zu entdecken!

Übung: Alte Verletzungen entdecken

Machen Sie sich eine Liste von Situationen, in denen Sie heftig – meist mit Wut – reagieren. Hinter einer Wutreaktion verbirgt sich meist ein anderes Gefühl: Angst, Scham, Enttäuschung …

Dann versuchen Sie, dieser Reaktion – und dem darin verborgenen Gefühl – eine Geschichte aus Ihrem Leben zuzuordnen.

Ich gebe Ihnen hier ein paar Beispiele:

Aktuelle Situation	Geschichte
Gerlinde wird sehr wütend, wenn sich ihr Partner auf einem Fest längere Zeit mit anderen Menschen beschäftigt.	Sie wird an ihre Mutter erinnert, mit der sie allein gelebt hat. Die beiden waren sehr symbiotisch. Immer, wenn die Mutter zu einer anderen Person in Kontakt kam, ignorierte sie ihre Tochter völlig.
Thorsten schafft es nicht, sich seine eigenen Kontakte aufrechtzuerhalten, weil er glaubt, seine Frau würde seine Freunde ablehnen.	Eine klare Projektion: Beiden Eltern von Klaus waren dessen Spielkameraden *nicht gut genug*.
Herrmann ermahnt seine Frau Susanne immer wieder, nicht so laut zu sprechen oder zu lachen, weil ihm das schrecklich unangenehm sei (genauer kann er sein Gefühl nicht benennen).	Herrmanns Mutter war sehr *leidend*, und bei ihm zu Hause musste immer Rücksicht darauf genommen werden. Die Losung hieß: Leise sein, sonst geht es der Mama wieder schlecht.

Susanne bricht jedes Mal in Tränen aus, wenn Herrmann »Pscht« sagt.	Ihre Eltern, in einer engen, kleinen Wohnung lebend, waren von der Lebendigkeit ihrer drei Kinder überfordert und reagierten mit harten Strafen, wenn die Kinder wieder zu laut oder gar *albern* waren.

Sie werden sicher aus Ihrem eigenen Leben genug ähnlicher Beispiele finden. Was sagt uns das für unseren Konflikt mit dem Freund, der die Verabredung abgesagt hat? Er hat eine Wut in uns *ausgelöst*, ist aber auf keinen Fall die alleinige Ursache. Das erkennen wir auch an der Heftigkeit eines Gefühls: Es geht eindeutig über die aktuelle Situation hinaus.

Wenn Sie Ihrem Freund das Gefühl, das Ursache Ihres heftigen Ausbruchs war, am Telefon mitteilen, wird er Verständnis haben. Vielleicht nicht sofort, aber irgendwann werden Sie anrufen und sich entschuldigen. Ihre Rede klänge dann ungefähr so: »Es tut mir leid, dass ich dich so angefahren habe. Natürlich möchte ich unsere Freundschaft nicht kündigen. Ich war einfach so enttäuscht. Aber weißt du, da war noch mehr. Ich habe lange darüber nachgedacht, warum ich so wütend geworden bin …« Und dann folgt Ihre Geschichte. Und Sie haben damit eine wichtige Lektion gelernt, nämlich, was den Umgang mit Gefühlen angeht.

Das Beispiel des Paares Herrmann und Susanne beschreibt eine besonders schwierige Herausforderung beim Umgang mit Gefühlen, die jedes Paar kennt. Da gibt es ein komplementäres Problem. Beide erleben in bestimmten gemeinsamen Situationen einen Gefühlsdurchbruch. Wir kennen (fast) alle in unseren Beziehungen Streitszenen, die sich wiederholen. Irgendetwas stört uns am anderen – oft etwas, was Außenstehende gar nicht als störend erleben. Denken wir an die inzwischen schon legendäre Zahnpastatube: falsch ausgedrückt oder nicht richtig zugeschraubt. Na und? Notfalls bekommt jeder seine eigene Tube. Aber das hilft in der Regel nicht, der Konflikt wird dann auf eine andere Ebene verlagert: Butter mit dem Messer von oben abkratzen oder von vorn kleine Stückchen abschneiden?

Ich gebe zu, es handelt sich bei meinem Beispiel wirklich um Bagatellen. Ich benutze sie als Modelle, an denen die Mechanismen dieser Konflikte zu verstehen sind. Eindeutig ist doch, dass eine falsch angebrochene Butter kein Grund dafür sein kann, eine Beziehung infrage zu stellen. Hinter der Heftigkeit des Streits verbergen sich ganz andere Dinge, Gefühle, bewusste oder unbewusste Erinnerungen an alte Verletzungen. Bei beiden Beteiligten, also bei Herrmann und Susanne, liegt ein Konflikt zugrunde, der nicht aufgelöst ist. Beide haben sich von ihren Kindheitsmustern nicht gelöst, die alten Verletzungen sind nicht geheilt.

Manchmal passen diese alten Konflikte und die Gefühle, die damit verbunden sind, auf unangenehme Weise *wunderbar* zusammen, wie zwei Rädchen im Getriebe; das eine beginnt sich dem anderen zu nähern, das andere hakt ein, das Räderwerk dreht sich – und der Streit läuft wie gewohnt ab. Und das Wort *wunderbar* meine ich nicht zynisch. Wenn wir (in der realen Beziehung oder in der Paartherapie) solch *kompatible* Probleme entdecken, gibt uns das die Chance für eine Lösung. Dies gilt für jede Beziehungs-Dynamik: Sie enthält immer ein Teil von Wiederholungen und eine Möglichkeit der Bearbeitung von Problemen und der Lösung.

Natürlich gibt es angemessene Gefühle, die der akuten Situation entspringen! Auch erwachsene, normale, psychisch stabile Menschen haben Gefühle.

3. Wahrnehmen, akzeptieren und ausdrücken

Ganz formelhaft beschreibe ich den Umgang mit Gefühlen so:

Gefühle wollen gefühlt, benannt, akzeptiert und angemessen ausgedrückt werden. Im letzten Schritt liegt das Problem. Was ist denn angemessen? Da gibt es einige Situationen, in denen es auf der Hand liegt, zum Beispiel Fremden, Vorgesetzten oder der Erbtante gegenüber werden Sie einen Ausbruch wie oben beschrieben vermeiden. Erstaunlicherweise geht das auch, hier können Sie sich *beherrschen*! Die tiefe Verletzung in einer Situation ist also nicht der alleinige Auslöser eines Impulsdurchbruchs. Das bedeutet, dass in der oben beschriebenen Szene die Person, die verletzt worden ist, sich wohl nicht angemessen ausgedrückt hat.

Interessant ist es, dass auch hier, wie schon im Abschnitt *Schatten* beschrieben, die Personen, die uns am nächsten stehen, von unserem Zorn am meisten abbekommen. Das kommt daher, weil wir uns diesen Menschen gegenüber weniger *schützen*, wir sind offener, auch unsere *inneren Kinder* verschwinden nicht gänzlich hinter der Maske der Persona. Diese Offenheit ist notwendig, damit überhaupt eine echte Beziehung und Intimität entstehen können. Gleichzeitig ist hier die Gefahr der Projektion besonders groß: Wenn ein inneres Kind die Führung übernimmt, wird unser Gegenüber schnell zum *versagenden* oder sogar *bösen* Elternteil. (Die inneren psychischen Instanzen, von denen unser Verhalten oft genug anhängt, habe ich in meinem Buch vom *Inneren Kritiker* ausführlich beschrieben.)

Menschen, zu denen wir eine nahe Beziehung haben, werden uns unsere Ausrutscher sicher häufig verzeihen. Gut für unser Selbstbild und die Beziehung sind solche Szenen sicherlich nicht.

Also: Die erste Technik für einen *angemessenen* Umgang mit Gefühlen ist die oben beschriebene: Ich finde heraus, was *wirklich* mit mir los ist, und teile das mit. Das schließt die Gefühle mit ein, die sich wirklich auf die Situation beziehen. Natürlich ist es erlaubt, dem Freund zu sagen, dass Sie sehr enttäuscht sind, weil Sie sich auf das Treffen gefreut haben. Sollte Ihnen das nicht augenblicklich gelingen (was ziemlich viel Selbstbeherrschung voraussetzt), können Sie die Situation unterbrechen, bevor es zu einem Ausbruch kommt. Lassen Sie Ihr Gemüse nicht anbrennen, sondern sagen dem Freund: »Ich ruf dich gleich zurück!« – Sollte die Ansage als Mail, SMS oder Whatsapp gekommen sein, haben Sie Glück gehabt und Zeit gewonnen, sich zu beruhigen und eine angemessene Antwort auszudenken.

Eine große Hilfe beim Umgang mit heftigen Gefühlen ist die motorische Abfuhr, das dient dem Abbau Ihres in die Höhe geschnellten Adrenalinpegels. Sie können schreien, wenn es niemand stört, um den Block laufen, auf ein Kissen boxen, ein Telefonbuch zerreißen, Seilspringen oder die Treppe bis zur 10. Etage hinauflaufen. Wenn sich Ihr Puls wieder beruhigt hat, wird aller Wahrscheinlichkeit nach auch das Gefühl milder geworden sein. Auch daran können Sie sehen, wie wenig nötig es ist, Gefühle *spontan* herauszuschreien.

Nachdem Sie sich so beruhigt haben, drücken Sie Ihre Gefühle mit der oben beschriebenen Methode *angemessen* aus. Manchmal ist das nicht möglich. Sie können Ihrem Chef vielleicht nicht mitteilen, dass er sie an Ihren betrunkenen Großvater erinnert, wenn er sie anschreit, und dass Sie deshalb Angst vor ihm haben. Für diese Situation haben wir unsere Maske.

Was aber geschieht mit den Gefühlen, die ich nicht mitteilen kann? Sie lassen sich – nach der motorischen Abfuhr und dem Verständnis, das Sie sich selbst entgegenbringen – mithilfe einer Übung beruhigen. Schauen Sie sich dazu in dem Kapitel *Meditationstechniken* noch einmal die Übungen *Gefühle besänftigen* und *Innere Zuflucht* an. Und genießen Sie die Bewunderung Ihrer Lieben, die sich nicht mehr vor Ihren Gefühlsausbrüchen fürchten müssen.

4. Angst

Angst ist ein besonders unangenehmes Gefühl und oft auch noch mit Scham besetzt. Wer will schon ein *Feigling* sein, wo andere von aufregenden Abenteuern schwärmen. Oft verbergen wir die Angst deshalb hinter einem Zorn. Beispielsweise könnte Ihnen ein Freund eine gemeinsame Aktivität vorschlagen. Statt zu sagen, dass Sie Angst haben abzustürzen und deshalb nicht mit ihm in den Kletterwald gehen, werden Sie ärgerlich und sagen: »Du weißt doch, dass ich für solch einen Unsinn keine Zeit habe!«

Das ist grenzwertig. Natürlich müssen Sie nicht klettern, wenn Sie das nicht möchten. Das Beispiel zeigt auch, dass Angst uns schnell davon abhält, etwas zu tun. Der ursprüngliche Sinn der Angst ist es, uns vor gefährlichen Situationen zu warnen. Das ist die gute Nachricht. Die schlechte Nachricht ist: Diese Warnung kommt häufiger als nötig, weil diese stammesgeschichtlich wichtige Funktion unseres Gehirns sich noch nicht dem Leben im 21. Jahrhundert angepasst hat. Außerdem kann eine grundsätzliche Ängstlichkeit Ergebnis unserer persönlichen Geschichte sein. Wahr ist auf jeden Fall – Sie kennen diese Metapher inzwischen sicherlich zur Genüge: Es gibt keine Säbelzahntiger mehr! So kann es passieren, dass unsere Angst uns von Dingen abhält, die wir eigentlich gern tun würden, zum Beispiel davon, in den Urlaub zu fliegen. Oder wir tun Dinge nicht, die sinnvollerweise getan werden sollten, weil wir Angst davor haben, zum Beispiel zum Zahnarzt zu gehen.

Ängsten nachzugeben kann gut und richtig sein. Wenn wir zu viel nachgeben, behindern sie uns, machen unseren Radius immer kleiner – und uns am Ende immer ängstlicher. Bevor Sie also etwas nicht tun, was Sie für sinnvoll und wohltuend halten, schauen Sie sich Ihre Angst genau an. Manche Menschen sagen schnell: »Ich habe das Gefühl, ich sollte das nicht tun. Und ich nehme mein Gefühl ernst!« – Und dann tun sie nicht, was sie gern tun würden, was aber mit Angst besetzt ist.

Für Ihre Gefühle, auch für die Angst, gilt, wie für vieles andere (zum Beispiel auch für Ihren Partner): Nehmen Sie es ernst, aber nicht (immer) wörtlich. Machen Sie sich beim nächsten Angstgefühl einmal Folgendes klar: Wie gefährlich ist es wirklich, was ich tun möchte – was kann schlimmstenfalls passieren? Mehr nicht? Dann tun Sie es – *mit* der Angst. Am Ende wird das Erleichterungs- oder Glücksgefühl überwiegen. Bleibt noch zur Aufmunterung das Sprichwort: »Wie wird man mutig? Indem man so tut, als sei man mutig.«

5. Über den Ärger und das Sich-Ärgern

Zum Kapitel über den Umgang mit Gefühlen gehören unbedingt Bemerkungen über den Ärger. Wie das Gefühl der Angst ist Ärger ein wichtiger Hinweis darauf, dass etwas nicht stimmt. Ärger, auch *genervt sein* oder *gestresst sein* genannt, ist das Gefühl, das uns im Alltag am meisten begleitet. Oft realisieren wir es gar nicht als Gefühl, sondern nur als diffuse Stimmung: Es geht uns *irgendwie nicht gut*. (Hier empfiehlt sich auch die Übung *Den Fokus finden* aus dem Kapitel Übergänge.)

Zwar wird uns manchmal gesagt, wir ärgern uns immer selbst – nicht umsonst sei dieses Verb rückbezüglich. Aber das hilft uns nicht weiter, nach so einem Satz ärgern wir uns noch mehr und denken, der andere *will* uns nicht verstehen, sondern nur *ärgern*. An dieser Stelle möchte ich gern den Begriff der Kohärenz einführen.

Unter Kohärenz verstehen wir den Zustand des Sinnvollen, der Zusammenhang ist nachvollziehbar, und alle Bedingungen dafür sind erfüllt, wir fühlen uns wohl, man könnte es *störungsfrei* nennen. Dieses Gefühl ist eine gute Grundlage für die Gestaltung unseres Lebens. Nur leider sind die Bedingungen, die wir brauchen, um in diesem gewünschten Zustand zu sein, für jeden Menschen unterschiedlich. (Ziemlich genau das ist gemeint mit dem saloppen Ausdruck: andere ticken anders.) Außerdem geschieht in unserem Leben häufig etwas, was unsere Kohärenz bedroht, und sei es nur, dass der Bus Verspätung hat. Auf all diese Störungen reagieren wir entweder, indem wir so tun, als wäre nichts – oder mit Angst. Werden unsere Wünsche nach Kohärenz nicht erfüllt, werden wir meist ärgerlich. Es kann auch schlimmer kommen, wenn wir z. B. in unserem Leben oft die Erfahrung gemacht haben, dass unsere Wünsche keine Beachtung finden. Dann finden wir, dass das Leben ungerecht und das Schicksal uns etwas schuldig ist. Das Schicksal bleibt uns oft etwas schuldig, und wir müssen uns irgendwie damit arrangieren, um nicht zu verbitterten Menschen zu werden.

Bevor ich zur nächsten Übung komme, möchte ich Ihnen gern eine meiner Indien-Geschichten erzählen, in der das Aufeinanderprallen zweier ganz unterschiedlicher Kohärenz-Bedingungen deutlich wird.

In Indien niemals zu Fuß gehen

»*Ich reise gern nach Indien. Fast ebenso gern erzähle ich zu Hause Geschichten aus diesem Land: »Nur ungern bringt dort ein Taxifahrer seine Fahrgäste dorthin, wo sie hinwollen, und ganz selten auf direktem Weg. Bei einer simplen Fahrt von A nach B muss er einen kleinen Umweg machen, um noch seinen Bruder oder einen Cousin nach C zu bringen oder für eine alte Tante etwas mitzunehmen. Unterwegs kennt er noch einen wirklich interessanten Showroom. Man muss auch nichts kaufen, nur gucken. Meist reicht das, damit er seine Provision bekommt.«*

Dann fragen mich meine Freunde: »Warum fährst du da überhaupt hin? Ich könnte das nicht ertragen.« In dieser Frage liegt schon ein Teil der Antwort: Es ist eine spannende Übung, die Kontrolle abzugeben – und sei es nur über einen kleinen Lebensbereich. Manchmal kann es recht entlastend sein. Das habe ich in Indien gelernt, und zwar genau von diesen Taxifahrern.

Lange habe ich mich in meiner Lieblingsstadt Jaipur nicht allein zurechtgefunden. Bei meinem fünften Besuch war ich mutig und probierte verschiedene Wege, zur historischen Innenstadt, zur Post, zum Schneider. Es war sehr schwierig, diese Wege zu Fuß zu gehen. Schon nach wenigen Schritten fuhr eine Fahrradrikscha an meiner Seite, um mir zu einer sehr preiswerten Fahrt an jedes beliebige Ziel zu verhelfen. Ich sagte höflich »Nein, danke!« Der Fahrer lächelte und sagte noch einmal, wie billig die Fahrt doch sei. Mein nächstes »Nein« war deutlich unwirscher. Bei der nächsten Nachfrage erklärte ich ihm, dass ich nur zur Post wolle, die kaum noch zweihundert Meter entfernt war. Er wich nicht von meiner Seite. Nur weil ein anderer potentieller Fahrgast in Sicht kam, ließ er von mir ab. Zwei Motorrikschas hupten und luden mich ein einzusteigen. Ich sah einfach weg und ging weiter.

(Kopfschütteln ist keine Lösung, hatte ich schon schmerzlich erfah-

ren müssen, weil das europäische Nein-Kopfschütteln dem indischen Ja-Kopfwiegen sehr ähnlich ist.) Dann kam die nächste Fahrradrikscha. Dieser Fahrer versuchte, mich mit einem Scherz zu locken, den ich schon mehrere Dutzendmal gehört hatte: »Please, come into my helicopter!« Ich sagte, so streng und klar wie ich konnte »Nein, danke!« und fühlte, wie eine mittelstarke Wut sich in mir ausbreitete. Warum können die es nicht einfach akzeptieren, dass ich zu Fuß gehen will? Als dann der Fahrer mir versprach, dass es auch ganz besonders billig sein würde, brach die Wut aus, und ich schimpfte laut, er solle mich in Ruhe lassen. Der Fahrer sah mich erstaunt an, wiegte auf seine unnachahmlich indische Weise den Kopf und fragte mich, was denn mit mir los sei, er habe mir doch nur einen Gefallen tun wollen und er sei auch wirklich ganz billig. Zum Glück standen wir inzwischen vor dem Postamt.

Auf dem Rückweg nahm ich das erste Taxi, das anhielt, ließ mich zu meinem Hotel zurückfahren, um bei einem Glas Chai in Ruhe nachzudenken und irgendwie meine Wut zu beruhigen und meine Scham darüber, in einem fremden Land fremde Menschen schlecht behandelt zu haben.

Als ich mich beruhigt hatte, überlegte ich mir Folgendes: Ich bin eine Touristin, für einfache indische Menschen wie Rikschafahrer also eine reiche Frau. Er ist arm und will Geld verdienen, deshalb bietet er mir seinen Dienst an. Was macht es also, mitzufahren, und sei es nur für wenige hundert Meter und für so wenig Geld, vielleicht fünfzig Rupien (ca. 80 Cent) vom Hotel zur Post? Also beschloss ich, in Indien nicht mehr zu Fuß zu gehen. Oder? Mein Spieltrieb war geweckt: Ich gehe nur noch heimlich zu Fuß. Ich suchte und fand Orte ohne Taxis, schmale Wege außerhalb der Stadt, in Parks und den Stadtbezirk der Lederarbeiter. Mein größter Triumph war der Weg vom Fort Nahargarh herunter in die Altstadt. Ein steiler, unbefahrbarer Serpentinenweg mit zauberhafter Aussicht auf die ganze Stadt. Der schmale Einstieg hatte versteckt hinter einem Wohnhaus gelegen. Ein kleiner Junge verriet ihn mir gegen ein Entgelt von fünf Buntstiften.

Etwa zweihundert Meter, nachdem ich die Altstadt betreten hatte, hielt eine Motorrikscha, auch Tuctuc genannt, neben mir. Erschöpft von der Hitze, durstig und mit zittrigen Beinen nach dem steilen Abstieg, ließ ich mich zufrieden auf das Polster sinken und freute mich. Hatte nicht einst ein kluger Mann gesagt: »Wir sind nicht da, Indien zu verändern, Indien ist da, uns zu verändern.«

In dieser Geschichte werden einige *meiner* Bedingungen für ein Kohärenzgefühl deutlich: Ich bin frei in meiner Entscheidung, zu Fuß zu gehen oder mich fahren zu lassen. Eine fremde Stadt lernt man am besten zu Fuß kennen. Schon aus Umweltschutzgründen benutzt man für wenige hundert Meter kein Motorfahrzeug. Da gibt es sicher noch einige andere innere Bedingungen ganz privater Natur: Ich lasse mir ungern etwas *vorschreiben*.

Indien lehrt mich unter anderem, das Kämpfen aufzugeben – wenigstens manchmal. Ich muss nicht alles kontrollieren. Einen Taxifahrer einen Umweg fahren zu lassen, sogar wenn ich *auch noch dafür bezahlen muss*, ist nicht der Untergang meines Selbstbestimmungsrechtes. Ich bin in der Lage, meine rigiden Kohärenzbedingungen zu verändern. Das verschafft mir neue Freiheit! Innere Kämpfe aufzugeben, ist manchmal »nachgeben«, Realitäten zu akzeptieren. Wir können viel Kraft sparen und uns den einen oder anderen inneren wie äußeren Schaden ersparen – und manche Beziehung entlasten. Denken wir daran: Alle anderen Menschen kämpfen auch darum, dass sich ihre Bedingungen zum Glücklichsein erfüllen.

Übung: Was ärgert mich – und warum eigentlich?

Machen Sie eine Tabelle mit vielen Zeilen und drei Spalten. In die erste Spalte schreiben Sie alles hinein, was Sie im Alltag ärgert. (Auch hier gilt: Seien Sie ehrlich zu sich – diese Tabelle muss nie jemand zu Gesicht bekommen. Sollte Ihnen diese Tabelle schwerfallen, beginnen Sie mit der Übung am Ende des Kapitels, die da heißt: *Gute Seiten, schlechte Seiten*.)

In der ersten Spalte steht nun, was Sie so im Alltag ärgert. Hier ein paar Beispiele:

- ein Auto hupt und Sie erschrecken sich
- Sie haben beim Kartenspielen verloren
- Ihre Nachbarin hat Sie nicht gegrüßt
- jemand bittet Sie unerwartet um einen Gefallen
- Ihr Frisör erhöht seine Preise
- ein Radfahrer kommt Ihnen auf dem Fußweg entgegen
- im Supermarkt gibt es nicht Ihren Lieblingsjoghurt

Es geht also wirklich um Kleinigkeiten, objektiv betrachtet. Und davon gibt es ganz viele an einem Tag, sodass unsere Laune immer schlechter wird. (Es sind lauter Leute um uns herum, die uns ärgern wollen.)

Nun schreiben Sie in die mittlere Spalte, was Ihnen alles zu der Situation einfällt: Wie stark ist der Ärger? Worin gleichen sich die Situationen, über die Sie sich ärgern? Welchen (unbewussten) Konflikt vermuten Sie hinter Ihrem Ärger? Angst vor Fremdem, Neuem, Angst, zu kurz zu kommen, Sehnsucht nach dem Paradies (in dem *alles* so störungsfrei ist, wie Sie es sich wünschen)?

Vor allem: Wann und bei welcher Gelegenheit kam dieses Gefühl in Ihrer Vergangenheit vor?

Lassen Sie sich Zeit mit dieser zweiten, wichtigen Spalte – und ärgern Sie sich nicht, wenn Ihnen nichts dazu einfällt. Lücken sind erlaubt.

Vergleichen Sie die Spalte eins und zwei: Je mehr Ihnen in der Spalte zwei eingefallen ist, umso stärker können Sie davon ausgehen, dass die Stärke Ihres Ärger / Ihr innerer Kampf angetrieben wird von vergangenen Erlebnissen und Kränkungen.

Schreiben Sie nun in die dritte Spalte, welches Potential an Veränderungen in den Situationen liegt, in denen Sie sich ärgern. Dazu können Sie sich gern noch einmal die Geschichte *In Indien niemals zu Fuß gehen* durchlesen.

Manchmal *benutzen* wir eine Situation, um uns anscheinend angemessen zu ärgern und dementsprechend zu reagieren, um einen ganz anderen Ärger auszudrücken, weil es an der passenden Stelle keine Möglichkeit der Gefühlsäußerung gab: So schlagen vielleicht Kinder andere, schwächere Kinder, wenn sie sich von ihren Eltern ungerecht behandelt fühlen. Manchmal kann diese Gefühlsabfuhr sehr indirekt erfolgen:

Als Kind hatte ich oft zerrissene Kleidung. Meine Mutter wunderte sich darüber, denn ich hatte zwar viel Phantasie und konnte mir haarsträubende Geschichten ausdenken, körperlich war ich aber eher zurückhaltend und ängstlich. Wieso also die vielen Löcher in der Hose, die halb abgerissenen Ärmel? Zu Hause wurde mir nicht geglaubt, dass ich nicht wüsste, wie das passiert sei. Ich wusste es tatsächlich nicht. Der eigentliche Grund war natürlich der Ärger (man könnte auch sagen *die Wut*) über meine lieblosen Eltern.

Als ich von zu Hause ausgezogen war, gab es immer noch zerrissene Kleidung, aber deutlich weniger und natürlich auch keinen Ärger mehr mit meiner Mutter deswegen. So geriet das Thema in Vergessenheit. Jahre später blieb ich einmal mit dem weiten Ärmel einer Sommerbluse an einer Türklinke hängen. Mit einem Ruck riss ich mich los, weil ich sehr in Eile war. Sie können sich denken, was passierte: Es gab ein hässliches Geräusch, und der Ärmel hatte einen langen Riss. Ich musste mich umziehen, eine Zeitersparnis hatte mir meine Eile nicht gebracht. Als ich dann leicht verspätet zu meiner Verabredung kam, dachte ich. »Wenn ich nicht an dem Ärmel gerissen hätte, wäre ich pünktlich gekommen und die wunderschöne Bluse wäre noch heil.« In diesem Augenblick habe ich etwas verstanden. Noch heute spüre ich einen leicht aggressiven Impuls, wenn ich irgendwo hängenbleibe. Ich will mich nicht aufhalten lassen! Trotzdem kann ich jetzt in Ruhe meine Ärmel oder das Ende des Schals aus der Falle befreien und muss immer ein bisschen lächeln.

Mit einer Übung zu der Möglichkeit zu lächeln, statt sich zu ärgern oder gar einem Ärger nachzugeben, möchte ich diesen Punkt abschließen.

**Übung: Schlechte Seiten – gute Seiten oder:
Muss ich mich wirklich ärgern?**

Diese Übung sollten Sie mindestens eine Woche lang durchführen. Jeden Tag drei bis fünf Minuten reichen. Schreiben Sie auf die linke Hälfte einer Seite, was Sie heute geärgert hat, auf die rechte, was schön war, nett, freundlich, also auf jeden Fall positiv. Auch hier kann es sich um winzige Kleinigkeiten handeln – ein Lächeln, ein Kakaoherz auf dem Cappuccino und so weiter. Wichtig ist, dass auf der rechten Seite ebenso viele Ereignisse stehen wie auf der linken – und wenn Ihnen links noch etwas eingefallen ist, *müssen* (ich verwende dieses Wort ausnahmsweise, versprochen! Hier geht es um einen wichtigen Bestandteil der Übung!) Sie rechts auch noch ein Stichwort hinzufügen. Und immer mit rechts enden!

Dies ist eine wichtige Übung, die Sie auch in ganz anderen Zusammenhängen verwenden können. Und sie steht im Zusammenhang mit den Meditationstechniken *Gefühle besänftigen* und *Innere Zuflucht*. Sehen Sie sich beide Seiten Ihrer Liste an, ohne zu analysieren, ohne zu bewerten. So können Sie zu einer neuen Sicht auf die Dinge gelangen. Glauben Sie, ein Problem ist ein Problem ist ein Problem? Da hilft vielleicht der etwas sophistische Satz: Es gibt keine Probleme, sondern nur noch Herausforderungen. Kann ich eine Aufgabe lösen, und ich löse sie, auch wenn es kniffelig ist und einige Zeit braucht. Kann ich sie nicht lösen, ist es kein Problem, sondern eine Frage der Akzeptanz. Etwas ist, wie es ist. Punkt. An dieser Stelle sei auf den berühmten Gelassenheitsspruch verwiesen, der wahlweise dem amerikanischen Theologen Reinhold Niebuhr, dem indischen Dichter Rabindranath Tagore und noch andern, klugen Menschen zugeschrieben wird: »Gott, gebe mir die Gelassenheit, Dinge hinzunehmen, die ich nicht ändern kann, den Mut, Dinge zu ändern, die ich ändern kann, und die Weisheit, das eine vom anderen zu unterscheiden.«

Eine schöne, weil kontakt- und trostspendende Form des Ärgers ist der kollektive Ärger. Es werden besonders gern folgende Themen genommen: das Finanzamt, Schwiegermütter und die Deutsche Bahn. Lange habe ich gern an dieser Art der Kommunikation teilgenommen, irgendwann hat es mich gelangweilt. Hier war wieder Indien mein Lehrmeister. Dort freut man sich, wenn der Zug fährt. Bei den oft sehr langen Strecken ist es nicht wichtig, wann genau er fährt.

Diese kollektiven Klagen kommen mir manchmal so vor, als ob eine Geschwisterschar sich grollend über die unzureichende Mutter unterhält, eine Schulklasse sich gegen ihre *böse* Lehrerin verbündet. Statt mit zu beklagen, bin ich heute viel mehr an Geschichten interessiert, die nach diesen Reisen übrig bleiben. Warum fährt die Bahn nicht? Hier ist meine schönste Bahngeschichte:

Ich wollte von Bremen nach Münster fahren, eine Strecke, auf der der ICE etwa 1¼ Stunden braucht. Der Zug kam aus Hamburg – ein Weg von einer Stunde, und der Zug hatte zwei Stunden Verspätung. Hier war mein Ehrgeiz erwacht, Gründe (und Geschichten) zu finden. Es war nicht ganz leicht, das herauszufinden. Ein Schaffner verriet mir: Die Bahn hatte in Hamburg ein *Bereitstellungsproblem*. Das bedeutete, es war einfach vergessen worden, die Zugabteile richtig zusammengestellt rechtzeitig auf das vorgesehene Gleis zu stellen. Ich habe seitdem einen sehr anschaulichen neuen Begriff in meinem Wortschatz: Bereitstellungsproblem.

6. Unsere Wahrheit leben

Aber gibt es denn nie einen angemessenen Ärger, den wir entsprechend ausdrücken sollen / können / müssen / dürfen? Doch, gibt es! Ein schönes Beispiel dafür habe ich in dem Buch *Geschichten, die der Seele guttun* gefunden, die ich hier vollständig wiedergeben möchte. Sie steht unter dem Oberthema *Unsere Wahrheit leben*:

»Eine junge Schülerin machte sich zur Aufgabe, die Meditation der Herzensgüte zu erlernen. Sie saß in ihrem kleinen Zimmer und füllte ihr Herz mit liebender Güte für alle Wesen, aber jeden Tag, wenn sie im Basar ihr Essen holen wollte, wurde ihre Herzensgüte von einem der Ladeninhaber schwer geprüft, der sie täglich mit unwillkommenen Liebkosungen überschüttete. Eines Tages konnte sie es nicht länger ertragen und scheuchte den Ladeninhaber mit ihrem erhobenen Schirm die Straße hinunter. Zu ihrer großen Verlegenheit kam sie an ihrem Lehrer vorbei, der am Straßenrand stand und das Spektakel beobachtete. Zutiefst beschämt blieb sie vor ihm stehen und erwartete, dass er sie wegen ihres Zornes tadeln würde. ›Was du tun solltest‹, riet ihr der Lehrer freundlich, ›fülle dein Herz mit liebender Güte und schlage mit so viel Achtsamkeit, als du aufbringen kannst, diesem unverschämten Kerl deinen Schirm auf den Kopf.‹« (Kornfield 1998, S. 127)

Ich mag diese Geschichte (auch) deshalb, weil sie anschaulich beschreibt, wie Gefühle angemessen ausgedrückt werden können. Manchmal braucht es auch ein Signal! Nicht, dass ich hier der Gewalt das Wort rede, der Schlag mit dem Regenschirm ist ein Zeichen. Natürlich müssen wir mit *handgreiflichen* Zeichen besonders behutsam umgehen. Es geht einfach darum, dass wir nicht alle Gefühle für uns behalten müssen. Die Kunst besteht darin, mit Phantasie und Humor einen Ausdruck zu finden, der unserem Gefühl gerecht wird und keinen weiteren Schaden anrichtet.

Vom Jasagen und vom Neinsagen

Oft kommen Menschen in eine Therapie, weil sie sich ausgenutzt, überfordert und dadurch total erschöpft fühlen. Außerdem kommen sie nicht dazu, das zu tun, wozu sie Lust hätten. Da sie andauernd damit beschäftigt sind, Wünsche, Bitten und Ansprüche anderer zu erfüllen, schaffen sie es nicht, sich ausreichend um sich selbst zu kümmern. Das vertieft natürlich die Erschöpfung und führt zu einem Gefühl der Resignation. Man sagt von diesen Menschen, sie könnten nicht »Nein!« sagen. Das kann zu verschiedenen Erkrankungen führen, zu körperlichen wie Schlafstörungen oder Bluthochdruck. Andere Folgen sind psychischer Natur, vom Burn-out bis zu Depressionen oder Angstsymptomen. In der Psychotherapie wird dann nach dem Grund für diese Abgrenzungsproblematik gesucht. Am häufigsten findet man als Motiv die Angst davor, nicht mehr gemocht zu werden, Beziehungen zu verlieren. Diese Ursache ist auch am leichtesten herauszufinden. Es gibt aber noch eine Reihe anderer Gründe, warum Menschen nicht »Nein!« sagen (können), wenn sie um etwas gebeten werden, was sie eigentlich nicht tun möchten.

1. Über das falsche Ja

Manchmal sagen wir »Ja!« ohne eine Notwendigkeit. Die Gründe dafür, viel schwerer zu finden, liegen oft in unserem *Schatten* verborgen.

Manchmal finden wir für das »Ja!« auch folgende Gründe:

- Ich sage immer »Ja!«, damit mich die anderen für einen guten Menschen halten und meine negativen Eigenschaften nicht so stark wahrnehmen.
- Ich sage »Ja!«, weil es sowieso besser ist, wenn ich die Dinge erle-

dige, ich weiß einfach am besten, wie es geht. (Stichwort: überforderte Hausfrau!)
- Wenn ich immer »Ja!« sage, sind mir die anderen etwas schuldig. Wenn ich etwas von ihnen möchte, können sie mir das auf keinen Fall abschlagen.
- Ich tu den anderen das Gute, das ich gern für mich hätte.

Diesen Grund nennt man in der Psychologie eine *altruistische Abtretung*. Im Alltag vieler Menschen führt dies häufig zu einer massiven Erschöpfung und dem Gefühl, dass das Leben ihnen etwas schuldig geblieben ist. Auch dem vielfach bekannten *Helfersyndrom* liegt oft eine altruistische Abtretung zugrunde. Dabei handelt es sich nicht um einen echten Altruismus, nicht um die Freude, andere Menschen glücklich zu machen, was bekanntlich dann auch selbst glücklich macht. Es handelt sich um ein Geben, das selten die (unbewusst) gewünschte *Rückzahlung* erfährt. Deshalb führt dieses Jasagen zur Frustration, oft ausgedrückt in den Klagen: »Niemand sieht mich, niemand interessiert sich für das, was *ich* möchte …« Diese Menschen hoffen und erwarten, dass andere ihnen ihre Wünsche erfüllen, ohne dass sie sie aussprechen müssen. Zu bitten fällt ihnen schwer. Über Menschen in dieser psychischen Verfassung könnte man sagen, dass der Spruch, Geben sei seliger als Nehmen, in seiner Umkehr gültig ist. Für Menschen, die ihren Mangel hinter einer altruistischen Abtretung verbergen, ist es in der Tat heilsamer, das Neinsagen zu lernen und sich um die eigenen Wünsche intensiv zu kümmern.

Wir sagen (fast) alle zu oft Ja, weil wir es müssen oder glauben, es tun zu müssen. Am besten, Sie fertigen gleich eine Liste an.

Übung: »Ja!« gesagt?

Schreiben Sie auf Ihre Liste, zu welchen Anliegen in Ihrem sozialen Umfeld Sie in der letzten Woche »Ja!« gesagt haben – wenn Ihnen noch weiter zurückliegende Situationen einfallen, können Sie diese auch berücksichtigen. Handelt es sich um Konstellationen, die sich häufig wiederholen, brauchen diese eine eigene Liste. Diese waren sicher auch Thema in Ihrer Therapie: »Immer muss ich …«

Hinter jeder Ihrer Jasage-Situationen schreiben Sie nun eine Zahl zwischen eins bis sechs, also wie Schulnoten. Eins bedeutet: Wunderbar, kein Problem, hab ich gern getan. Sechs bedeutet: Es war ganz schrecklich, eigentlich wollte ich das überhaupt nicht.

Bei allen Bitten, die Sie erfüllt haben, obwohl Sie in Ihrem Test eine Vier bis Sechs bekommen haben, bleiben Sie mit Ihrer Aufmerksamkeit einen Moment stehen. Denken Sie ein wenig über die Gründe nach, warum Sie nicht »Nein« gesagt haben.

- Weil es nicht möglich war? Zum Beispiel, weil es ein Arbeitsauftrag war oder eine nicht anders zu lösende Aufgabe der Alltagsbewältigung.
- Weil Sie Angst hatten, jemanden zu kränken?

Konzentrieren Sie sich auf die Situationen, in denen Sie hätten »Nein« sagen können. Warum haben Sie es nicht getan? Ist Ihr Grund ausreichend, damit Sie Ihre eigene Entscheidung akzeptieren können? Beispiel: Ich hatte zwar keine Lust, aber meine Freundin war wirklich krank, sodass es *gemein* gewesen wäre, ihre Bitte nicht zu erfüllen. Solche Situationen schließen Sie aus.

Bleiben also Situationen, in denen Sie gern »Nein« gesagt hätten – und dieses Nein hätte keine Konsequenzen gehabt. Haben Sie vielleicht einfach nicht gewusst, wie es geht? Oder was waren Ihre ganz persönlichen Gründe?

Haben Sie die Frage, warum Sie »Ja!« sagen, wenn Sie »Nein!« meinen, in Ihrer Therapie bearbeitet? Sollten Sie das Problem nicht ganz gelöst haben, ist es vielleicht hilfreich, mit den *Schattenseiten* zu arbeiten. Aber warum sagen sie »Nein!«, wenn ein »Ja!« auch ginge, wenn es Sie vielleicht gar nicht viel kosten würde? Aus Bequemlichkeit? Weil Sie Angst haben, dann nie wieder »Nein!« sagen zu dürfen? Oder rechnen Sie auf, wie viele *Jas* Sie geben und wie viele Sie bekommen?

2. Ein Nein muss nicht wehtun

Bevor wir mit dem Jasagen weitermachen, hier noch ein paar Überlegungen zum Neinsagen. Goethe lässt den König Thoas in Iphigenie auf Tauris (1,3) sagen: »Man spricht vergebens viel, um zu versagen; der andre hört von allem nur das Nein.«

Und da muss ich Herrn Goethe widersprechen. Der andere wird das Nein natürlich immer hören. Er wird immer – je nach Situation mehr oder weniger – enttäuscht oder ärgerlich sein. Und das darf so sein! Der andere hat so sehr das Recht auf seine Gefühle wie wir auf unser Nein. Wenn Sie »Ja!« sagen, damit der andere nicht traurig, enttäuscht oder wütend ist, übernehmen Sie unnötigerweise die Verantwortung für seine Gefühle. Die haben Sie aber nicht – Sie haben diese Gefühle nicht *gemacht*. Die andere Person hat sich *entschieden* (auf dem Hintergrund ihrer Geschichte, also eher unbewusst), mit eben jenem Gefühl zu reagieren. Die andere Person könnte auch sagen: »Es ist schade, dass du meine Bitte nicht erfüllst, aber ich respektiere das.« Sie könnte / dürfte Ihre Gründe sogar verstehen.

Zu diesem positiven Annehmen Ihrer Ablehnung können Sie natürlich etwas beitragen, indem Sie Ihr Nein in einer besonderen Weise ausdrücken, um es dem anderen leichter zu machen, auch etwas anderes zu hören. Dazu fallen mir zwei mögliche Kommunikationstechniken ein:

Die konstruktive Abgrenzung zu beherrschen ist wichtig bei Menschen, die Sie häufig um etwas bitten. Das Gleiche gilt, wenn Ihnen das Erbetene zu anspruchsvoll zu sein scheint. Das kann sein: »Kannst du mittwochs meine Tochter vom Kindergarten abholen und sie dann bei dir behalten, bis ich von der Arbeit komme?« Oder: »Kannst du mir beim Umzug helfen?«

Sie grenzen sich in einer konstruktiven Weise ab, indem Sie ein Angebot machen: Beim ersten Beispiel könnte das heißen: »Ich kann mich nicht für jeden Mittwoch festlegen. Es wäre besser, du fändest eine grundsätzliche Lösung. Für den Fall, dass einmal gar nichts geht, springe ich gern ein, wenn du mir rechtzeitig Bescheid sagst.« Die Antwort im zweiten Fall könnte lauten: »Ich helfe dir gern, nur nicht gerade beim Möbeltragen. Ich packe gern einen Nachmittag mit dir Kisten ein.« Oder: »Ich koche einen großen Topf Suppe für deine Hilfsmannschaft.«

Glauben Sie jetzt, dass Goethe irrte? Der andere hört nicht nur das Nein, sondern auch, dass er in seinem Bedürfnis ernst genommen wird.

Das wird auch erreicht bei der anderen Form des Neinsagens, nämlich dem *Nein mit Begründung* (Technik aus der *Gewaltfreien Kommunikation*). Dieses erfolgt in drei Schritten. Als Erstes signalisieren Sie Ihre Einfühlung (ich spiele diese Technik einmal mit dem ersten Beispiel durch). Sie könnten sagen: »Alleinerziehende Mutter zu sein und einen vollen Job zu machen, ist gar nicht so einfach!« Vorsicht! Ihr *Einfühlungssatz* sollte nicht ironisch und überheblich klingen, sondern Ihr echtes Gefühl ausdrücken.

Der zweite Schritt ist dann Ihr Nein und die Begründung dafür. Diese Begründung ist keine Entschuldigung, weil Sie gar keinen Grund haben, sich zu entschuldigen. Sie geben eine Erklärung ab und vermitteln damit das Gefühl, die empfangene Bitte ernst zu nehmen. Also etwa so: »Den Mittwoch habe ich mir freigehalten, um …«

Im dritten Schritt können Sie – nur, wenn es erwünscht ist! – Lösungen vorschlagen wie zum Beispiel: »Es gibt in dieser Stadt einen Oma-Hilfsdienst. Da findest du sicher eine zuverlässige Betreuung.«

Wenn Sie wirklich »Nein!« sagen müssen / wollen, bleiben Sie bei Ihrem Bedürfnis. Sie können ein Nein in einer Weise sagen, dass es die Beziehung nicht oder nur wenig belastet. Und so tut es weder dem Empfänger noch Ihnen selbst wirklich weh.

Die Möglichkeit, Ihr Nein einfühlend auszudrücken, gibt Ihnen auch die Basis, ein Nein von anderen ebenso empathisch zu hören. Falls Ihnen das nicht gelingt oder Sie das Gefühl haben, die anderen sagen zu oft »Nein!« zu Ihren Bitten, kann es daran liegen, dass alte Verletzungen bei jedem Nein angerührt werden und wieder schmerzen. Wie oft wurden Ihre Kinderbitten nicht gehört oder nicht ernst genommen? Es kann auch daran liegen, *wie* Sie Ihren Wunsch formulieren. Leider gilt der Satz *Dein Wunsch ist mir Befehl* nur in wenigen Lebenssituationen. Vermitteln Sie wirklich einen Wunsch, eine Bitte, die dem anderen auch *erlaubt*, »Nein« zu sagen? Ist diese Erlaubnis in einer Bitte nämlich nicht enthalten, sagen andere Menschen oft *automatisch* »Nein!«

3. Ein bisschen mehr Ja

Das Geben (und Jasagen) aus Freude daran – aus Freude an anderen Menschen, aus Freundschaft eben, handelt folgender Ausschnitt aus einem Kapitel von Khahil Gibran: Der Prophet spricht:

»Euer Freund ist die Antwort auf eure Bedürfnisse. Er ist euer Feld, das ihr mit Liebe besät und mit Dankbarkeit erntet.

Und er ist eure Speise und euer Herd.

Denn ihr geht zu ihm mit eurem Hunger und sucht ihn auf, wenn euch nach Frieden verlangt.

Wenn euer Freund sich euch öffnet, fürchtet ihr weder das Nein in euch selbst, noch haltet ihr das Ja zurück.

Und wenn er schweigt, hört euer Herz nicht auf, seinem Herzen zu lauschen;

Denn wo Freundschaft ist, werden alle Gedanken, alle Wünsche, alle Erwartungen ohne Worte geboren und geteilt, mit Freude, die den Beifall nicht sucht.« (S. 65)

Ich möchte Sie dazu ermutigen, »Ja!« zu sagen, so oft es geht, und »Nein!« zu sagen, so oft es wirklich nötig ist.

Das Jasagen ist das Öl im Getriebe unserer Beziehungen, und oft genug tun wir es aus reiner Bequemlichkeit nicht. Wie schlimm ist es wirklich, einen DVD-Abend zu unterbrechen, um auf die SMS einer Freundin zu antworten? Nach dem Einkaufen noch auf ein kurzes Gespräch bei der Nachbarin stehen zu bleiben? Sich mit der Mutter auf einen Kaffee zu treffen, mit der Kollegin die Schicht zu tauschen und viele Dinge mehr. Sind wir wirklich nach der Arbeit so müde, dass wir einer lieben Person gar keinen *Gefallen* mehr tun können? Einfach, um der Beziehung (und damit immer auch uns selbst) etwas Gutes zu tun? Weil wir Freude haben, wenn ein anderer sich freut? Und das gilt umso mehr, wenn wir die Ursache für diese Freude sind.

Die Glücksforschung, die ein wichtiger Teil der Hirnforschung ist, hat eindeutig herausgefunden, dass geteilte Freude tatsächlich doppelte Freude ist. Dazu kann man entweder die Aktivität bestimmter Hirnregionen untersuchen oder die Ausschüttung körpereigener Glücksstoffe (zum Beispiel: Serotonin, Endorphine oder Noradrenalin) messen. Dabei stellte man in einem kleinen Versuch fest, dass die Werte höher sind, wenn eine Freude geteilt wird. Einer der vielen Versuche ist folgender: Die Probanden erhielten eine (relativ kleine) Geldsumme geschenkt – was alle erfreute. Die größere Freude beim anschließenden Ausgeben hatten auf jeden Fall die, die das Geld teilten. In Ihrer Phantasie kennen Sie diese Dynamik sicher schon. Haben Sie sich nicht auch schon manchmal vorgestellt, was Sie mit einer großen Geldsumme täten, wenn Ihnen so eine unerwartet zuflösse? Ich bin sicher, dass in dieser Phantasie auch vorkam, wem Sie wie viel abgeben wollen …

In den Tiefen des weltweiten Netzes fand ich den Spruch: »Ich bin frei, ich kann ›Nein!‹ sagen.« In Ordnung, dachte ich, aber klingt es nicht viel nobler, wenn es heißt: »Ich bin frei, ich kann ›Ja!‹ sagen«? Voraussetzung dafür ist natürlich, wirklich aus freien Stücken »Ja!« sagen zu können, aus Freude am Jasagen, nicht aus einer inneren Verpflichtung heraus. Am schönsten ist es, wenn wir da »Ja!« sagen, wo das Herz es sagt, wenn auch manchmal sehr leise, z. B. wegen Erschöpfung, die entsteht, wenn man zu oft an der falschen Stelle »Ja!« gesagt hat.

Das Vermögen des freien Jasagens nennen wir Großzügigkeit. Dazu gehört noch mehr, als eine augenblickliche Bitte spontan zu erfüllen: Großzügigkeit ist auch die Fähigkeit, über die kleine, aktuelle Situation hinauszusehen. Muss ich jetzt *recht haben*, ist es wirklich wichtig, jetzt genau das durchzusetzen, was ich mir vorstelle? Kann ich dem anderen das Seine lassen, ihn sein lassen – so wie er ist? Natürlich kann ich, was soll mir passieren, was habe ich zu verlieren?

Großzügigkeit kann sein wie das Reisen auf einen fremden Kontinent. Am Anfang ist oft ein großes Unbehagen, ein Zurückwollen. Es melden sich die alten Ängste, ausgenutzt zu werden, dass sich eine Beziehung ins Ungleichgewicht *zu Ihren Lasten* entwickeln könnte. Mit diesen Ängsten können Sie umgehen, indem Sie in Ihrer Großzügigkeit spielerisch – und damit für die anderen *unberechenbar* bleiben. Es handelt sich eben nicht um eine Verpflichtung, sondern um die reine Freude, Freude zu machen. Sie können die anderen ab und zu mit kleinen und großen Aufmerksamkeiten überraschen, in Situationen »Ja!« sagen, wo der andere nicht damit rechnet, und auch »Nein«, wenn Ihnen wirklich danach ist, »Nein« zu sagen.

So wird Großzügigkeit langsam zur Erweiterung, die Grenzen Ihres Ichs denen sich aus. Und, um auf die Reise in den fremden Kontinent zurückzukommen: Es könnte Ihr Lieblings-Urlaubsort werden.

Die Übung am Ende dieses Kapitels ist denkbar einfach:
Nehmen Sie sich für die nächste Woche (oder auch für länger!) vor, jeden Tag einem Menschen eine Freude zu machen, eine kleine, überraschende, wie zum Beispiel ein Kärtchen schreiben, zu einer Verabredung eine Blume mitbringen, die Rechnung für den Kaffee übernehmen, ein Buch, das Sie ausgelesen haben, nicht nur empfehlen, sondern gleich zum Treffen mitbringen und verleihen.

Blick auf die Welt

Vögel singen nicht, weil sie eine Antwort haben,
sondern weil sie ein Lied haben.

(Chinesisches Sprichwort)

Ich schreibe an diesem Buch, während in der Welt draußen viel geschieht, Fremdes und Beängstigendes, es ist wenige Tage nach den Anschlägen von Paris (13. November 2015). Ich habe mich natürlich gefragt, ob ein solches Thema nicht einen Ratgeber sprengt.

Es handelt sich hier um eine ähnliche Frage, die wir (Psychologiestudenten) uns schon im Zuge der politischen Ideen der 70er-Jahre stellten: Ist es richtig, Psychotherapie zu machen? Stärkt das nicht die Menschen für (soziale und politische) Bedingungen, die eigentlich verändert werden müssten? Und würden die Menschen nicht bereiter sein, an gesellschaftlichen Veränderungen zu arbeiten, wenn ihnen klar würde, woran sie eigentlich litten? Damals lautete die Antwort für mich: Persönliches Leiden und Leiden an gesellschaftlichen Bedingungen sind untrennbar ineinander verwoben. Und: Wie können Menschen, die sich hilflos ihrem eigenen Leid gegenüber fühlen, offen sein für das Leid der anderen – der Welt? Also habe ich für mich entschieden, Psychotherapie könne doch eine sinnvolle Sache sein. Und sei es, um im Einzelfall herauszufinden, was subjektiv und was gesellschaftlich bedingt ist. Ein gutes Beispiel hierfür sind die vielen sozialen Ängste, mit denen sich Menschen plagen. Sie haben in der Regel viel damit zu tun, aus welchem Elternhaus ein Mensch stammt: Sind die kindlichen Autonomiebestrebungen gefördert worden? Haben sich die Menschen sicher, akzeptiert und als willkommene Mitglieder ihrer Familie erlebt? Konnten sie lernen, wie der Umgang mit anderen funktioniert, wie man Freunde findet, wie man leicht mit Fremden plaudert, Konversation mit gesellschaftlich höher gestellten Personen macht? Haben sie sich materiell abgesichert gefühlt? Besitzen sie eine gute Allgemeinbildung? Wenn Sie diese Fragen durchgehen, werden Sie feststellen, dass die Menschen, die die meisten Fragen mit Ja beantworten können, sicher nicht aus den unteren Schichten unserer Gesellschaft kommen. Ihre sozialen Ängste bestehen zu Recht – sie wissen oft einfach nicht, wie man sich in der Welt bewegt, ohne anzuecken. Eine Abwehrstruktur, die sich hier oft herausbildet, ist der aggressive Habitus. Der macht, dass die häufig erlebte Ablehnung weniger wehtut – gleichzeitig verstärkt genau dieser Modus die Probleme – und keineswegs die Bereitschaft, sich mit dieser Welt konstruktiv auseinanderzusetzen.

Für depressive Erkrankungen könnte man einen ähnlichen Fragenkatalog entwickeln, um auch hier festzustellen, dass es keine psychische Erkrankung völlig unabhängig von gesellschaftlichen Bedingungen gibt.

Wie oben gesagt, bin ich zu der Einsicht gekommen, dass das Thema in diesen Ratgeber durchaus passt, und nicht nur passt, sondern vielleicht sogar hineingehört. Und das aus verschiedenen Gründen.

Nach der Therapie Ergebnisse zu integrieren, stabilisieren und anzuwenden, sind wichtige Schritte. Aber auch danach geht das Leben weiter – und könnte ein bisschen weggehen von der Selbstbetrachtung. Ein gereifter Mensch sieht nicht nur sich selbst, sondern auch die Welt um sich herum. Und er wünscht sich, Einfluss zu nehmen, so weit das eben geht.

Ereignisse, die außerhalb des individuellen Lebens entschieden werden und geschehen, beeinflussen doch unsere Psyche – sie erzeugen Lebensunsicherheiten, möglicherweise auch Ängste oder Depressionen. Deshalb ist es wichtig, ein (inneres und äußeres) Umgehen mit ihnen zu finden. Es gibt eine Wechselwirkung zwischen innen und außen. Deshalb ist es wichtig, über Strategien zu verfügen, mit den Dingen umzugehen, die wir nicht ändern können. Dies spielt besonders nach dem Ende der Psychotherapie eine Rolle, weil es sich um eine Zeit erhöhter Sensibilität handelt.

1. Es geschieht viel in der Welt

Erstens gibt es eine Welt, eine Realität außerhalb unserer privaten kleinen Welt. Und manchmal schwappt sie eben hinein. Wir sehen die Bilder, spüren das Grauen, für das wir kaum Worte finden. Wir entwickeln Ängste – um uns, unsere Kinder und vielleicht auch um die Welt …

Nach einer Therapie kreisen wir weniger um uns selbst, als wenn wir noch gänzlich in eigene Sorgen, Konflikte und Schmerzen verstrickt sind. Wir sind vielleicht weicher, mitfühlender geworden, nicht nur strukturierter und unabhängiger. Wir nehmen unsere (Um-)Welt stärker wahr.

Ich habe mich auch dafür entschieden, dieses Thema aufzunehmen, weil es manchmal in der Therapie auftaucht. Die hier besprochenen Fragen begleiten (fast) alle Menschen, die die Geschehnisse in der Welt wahrnehmen. Heute stellen in der Therapie Patienten immer wieder Fragen wie:

- Meine eigenen Sorgen scheinen mir auf einmal so klein. Warum mache ich eigentlich eine Therapie? Ist es gerechtfertigt, dass ich für meine persönlichen Probleme so viel Ressourcen (Zeit, Geld) in Anspruch nehme?
- Wenn so schreckliche Dinge in der Welt geschehen, darf ich trotzdem glücklich sein?
- Vieles, was geschieht, macht mir Angst – wie kann ich damit umgehen?

Zu diesen drei Fragen möchte ich Ihnen jetzt meine Gedanken mitteilen.

Es ist gut, dass es Augenblicke gibt, in denen uns unsere eigenen Sorgen klein zu sein scheinen. Objektiv gesehen sind sie es auch oft. Nur leider sind Gefühle nicht objektiv, weshalb man sie auch nicht wegdiskutieren kann. Es ist gut zu sehen, wie sicher, reich und geschützt unser Leben objektiv ist – und vielleicht auch dafür dankbar zu sein. Trotzdem bleiben unsere Gefühle wie Wut, Angst, Eifersucht,

Trauer stark und werden von »objektiven« Gedanken nur für kurze Zeit beeinflusst. Gefühle sind eben subjektiv, *persönlicher* Natur. Damit sind wir wieder in der Nähe aller leidenden Menschen. Das Gefühl von Schmerz, das wir empfinden können, ist nicht beliebig steigerbar. Subjektiv leidet eine Mutter, deren Kind gerade den Kontakt abgebrochen hat, einen ähnlich starken Schmerz wie eine Mutter, deren Kind bei einem Verkehrsunfall getötet worden ist. Das mag sich vermessen anhören – aber ich möchte nicht die sein, die dieses Leid vergleicht, gegeneinander abwiegt. Der Schmerz ist hart, nimmt ihr den Atem, scheint sie zu zerreißen. Im Laufe der Zeit entwickeln sich diese beiden Gefühle sicher unterschiedlich weiter, werden individueller. Doch gibt es einfach menschliche Grundgefühle, die wir alle miteinander teilen. Das sind nicht besonders viele, es sind Wut, Angst, Trauer, Freude, Liebe, Scham. vielleicht noch Neid, Eifersucht, Dankbarkeit, Mitgefühl. Wenn Sie zu jemandem sagen: »Ich habe Angst«, wird diese Person vielleicht fragen: »Wovor?« Auf jeden Fall wird sie genau wissen, wovon Sie sprechen, was Sie gerade fühlen. Deshalb gehen uns auch die Szenen aus Paris (oder von anderen Unglücksorten) so nah: Wir wissen, was die anderen fühlen. Wir können mitfühlen.

Hier knüpft die zweite an die erste Frage an. Natürlich dürfen wir weiter Therapie machen, daran arbeiten, dass wir uns glücklicher fühlen, dass wir Konflikte bereinigen, dass uns das Leben leichter fällt. Meiner Meinung nach ist es sogar unsere Pflicht, dafür zu sorgen, dass wir seelisch gesund und mit unserem Leben zufrieden sind. Wir können nur *gut* sein zu uns, unserer Umgebung und zur Welt, wenn es uns selbst gut geht. Wenn wir unsere Kraft nicht mehr dafür aufbrauchen, unser Leben mühsam zu bewältigen, haben wir Energie über, die wir abgeben können. Und sei es nur, dass wir die griesgrämige Nachbarin anlächeln, statt mürrisch zurückzugucken. Und vielleicht gibt die griesgrämige Nachbarin das Lächeln weiter. Vielleicht klingt das *lächerlich* angesichts der Schwere der Katastrophen. Die meisten von uns sitzen nicht an den Schalthebeln der Macht. Deshalb können wir nicht viel mehr tun, als uns in dem einen oder anderen Projekt zu engagieren und finanzielle Unterstützung dort zu leisten, wo wir sie angemessen finden, und Fremde anzulächeln … Wie sagt doch die kluge Mutter des Kleinen Lords: »Jeder Mensch sollte die Welt mit seinem Leben ein ganz klein wenig besser machen.« Vielleicht geht nicht viel, aber ein wenig können wir alle tun.

2. Und manches ist so fremd

Flüchtlinge und Fremde sind ein großes Thema dieser Tage. (Und in späteren Tagen wird es immer wieder erschütternde Themen geben.) Die Willkommenskultur wird langsam brüchig, Ängste werden deutlich. Ich finde, dass diese Ängste ernst genommen werden müssen. Nicht, weil sie politisch gerechtfertigt wären, sondern weil es urmenschliche Gefühle sind, die sozusagen unserem Kleinhirn entspringen. Wie zu Zeiten des Säbelzahntigers macht uns etwas Fremdes, Unbekanntes schnell Angst. Sie kennen vielleicht folgende kleine Geschichte:

Ein Mann wacht nachts auf und sieht neben seinem Bett eine Schlange sich winden. Er erstarrt vor Angst, traut sich nicht, sich zu rühren. Endlich, nach einer langen, schrecklichen Nacht, erhellt die Sonne den Raum, und der Mann erkennt, dass es sich bei der vermeintlichen Schlange um ein dickes Seil handelt. Wenn der Mann nicht so geduldig auf das Licht des Tages gewartet hätte, hätte er vielleicht Wut bekommen und versucht, die vermeintliche Schlange zu erschlagen. Siehe oben: Aus Ängsten wird schnell Wut – weil Wut leichter zu ertragen ist als Angst.

So ähnlich ergeht es uns oft mit dem (oder den) Fremden. Wir sind dann in unserer Hirnfunktion in Tausenden von Jahren alten Mustern gefangen. Das funktioniert dann so: Kleinhirn an Amygdala: »Achtung, da ist was Fremdes.« Amygdala zurück: »Gefahr!«, und sie gibt folgende Befehle: »Lauf weg, wenn du kannst, oder greif an! Wenn beides nicht geht, stell dich tot.« Genauso reagieren wir heute noch auf (fast) alles Fremde. Sind wir allein, wenn wir ihm begegnen, entscheiden wir uns in der Regel für Alternative eins oder drei (wir wechseln die Straßenseite oder tun einfach so, als nähmen wir nicht wahr, wer uns begegnet). Sind wir in einer Gruppe, kommt es schnell zum Angriff.

Zum Glück hat die Natur uns nun aber mit einem Großhirn ausgestattet. Wir können die Entscheidung des Kleinhirns überprüfen. Wir können unsere Angst auflösen, indem wir uns mit dem Fremden vertraut machen, uns seine Geschichte erzählen lassen, seine Musik hören. Wir könnten sogar den Koran lesen. Natürlich würden wir die eine oder andere Sure finden, die zum Aufruf an Gewalt gedeutet werden kann. Gleichzeitig finden wir einen wunderbaren Text, der auch von Liebe und Mitgefühl spricht. Außerdem: Das Christentum, von dem unsere ganze Kultur eng durchwoben ist, ist auch noch nicht lange friedlich. Und in *unserer* Heiligen Schrift stehen auch Aufforderungen zum Kampf gegen Ungläubige. Zum Beispiel sagt Jesus beim Evangelisten Matthäus (10.34): »Ihr sollt nicht meinen, dass ich gekommen bin, Frieden zu bringen auf die Erde. Ich bin nicht gekommen, Frieden zu bringen, sondern das Schwert.« Den Frieden müssen wir also selbst bringen, jeder Einzelne, jeden Tag.

Wenn wir uns das Fremde bekannt machen, legt sich schon ein Teil unserer Angst. Trotzdem bleibt die Angst vor dem, was geschehen kann. Ja, es kann uns etwas geschehen. Das ist so. Ich kann krank werden, jemand, den ich liebe, kann sterben. Wir wissen es nicht. Manchmal brauchen wir unseren ganzen Mut und unsere Kraft, nicht darüber nachzudenken, was alles passieren kann, sondern das zu tun, was der Alltag von uns erwartet. Dazu gehört auch, dass wir uns vor der Flut der Informationen schützen, die unsere Gefühle immer wieder erschüttern. Dieselben Bilder in den Medien wieder zu sehen, macht es uns immer schwerer, in unseren Alltag zurückzukehren.

Wie aber gehen wir nun mit unseren Ängsten um? Ganz besonders hilfreich sind dabei zwei positive Gefühle, die wir in uns stärken können.

3. Die Welt braucht Mitgefühl …

Das Wichtigste, das wir brauchen, um in unserem privaten Alltag mit dem Schrecken umzugehen, sind Dankbarkeit und Mitgefühl, ich weiß nicht, in welcher Reihenfolge. Wenn ich Mitgefühl sage, meine ich nicht Mitleid. Kennen Sie den Unterschied? Hier ein kurzer Exkurs dazu:

Wenn wir mitleiden, machen wir das Leid des anderen zu unserem eigenen. Je näher uns die Menschen stehen, deren Unglück wir sehen, umso mehr leiden wir auch. Das ist nachvollziehbar, aber nicht immer hilfreich. Um das deutlich zu machen, gebe ich hier ein Beispiel: Was nützt es einem Unfallopfer, wenn ein Helfer in Tränen ausbricht, statt zu tun, was getan werden muss? Trotzdem darf er ein Gefühl dafür haben, wie sich der Verunfallte fühlt. Beim Mitgefühl haben wir also ein Gefühl dafür, wie es dem anderen gehen mag. Gleichzeitig wissen wir, dass sein Kummer nicht der unsere ist. Beim Mitleid verlieren wir diese Distanz, die nötig ist, um helfen zu können. Mitgefühl wachsen zu lassen, erfordert also eine gewisse Reife. Diese können wir nur haben, wenn wir uns nicht selbst als Opfer fühlen, sondern Beobachter, Zeuge eines Unglücks sind. Außerdem ist unser Mitgefühl manchmal von Sympathien abhängig. Wir können Kinder, Bettler, Kranke und arme Menschen bemitleiden, weniger aber Chefs, korrupte Politiker, nervende Nachbarn, intrigante Kolleginnen oder randalierende Menschengruppen.

Der Buddhismus, bei dem das Mitgefühl eine entscheidende Rolle spielt, gibt seinen Anhängern einen Grund, Mitgefühl mit allem Lebendigen, also auch mit *allen* Menschen zu haben. Er sagt: Ganz gleich, wer dir begegnet und in welcher Verbindung du jetzt mit ihm stehst, im unendlichen Kreislauf der Wiedergeburten war jeder Mensch schon einmal deine liebevolle Mutter.

Auch wenn wir der Idee vom *unendlichen Kreislauf der Wiedergeburten* eher skeptisch gegenüberstehen, ist das ein schönes Bild. Es stellt dar, dass wir mit allen Menschen verbunden sind. Mit allen? Ja, mit allen, auch wenn wir nur einen ganz kleinen gemeinsamen Nenner finden, nämlich den: Alle Menschen suchen nach ihrem Glück. Sicher, es mag unterschiedliche Wünsche geben, von denen der einzelne Mensch annimmt, dass, wenn sie erfüllt seien, er glücklich ist. Trotzdem bin ich der Meinung, dass Glück für alle Menschen das Gleiche ist, nämlich ein Gefühl von *positiver Wunschlosigkeit*. Das Gefühl, alles ist in Ordnung, ich bin da, und das ist gut so, durchströmt mich, vibriert in allen Zellen meines Körpers. Vielleicht ist dieses Gefühl am ehesten zu vergleichen mit einer besonderen, starken Freude. Menschen geraten auf der Suche nach ihrem Glück oft auf Irrwege, in unterschiedlichem Ausmaß ist das jedem von uns schon passiert.

Mitgefühl in die Welt zu bringen, macht sie sicher ein bisschen besser. Aber wie bringt man Mitgefühl in die Welt? Wenn wir gläubige Menschen sind, können wir beten, für die Opfer und die Täter. Ich bin übrigens der Meinung, dass beten auch hilft, wenn wir nicht gläubig sind. Ein Gott, so es ihn gibt, ist nicht darauf angewiesen, dass wir an ihn glauben. Trotzdem kann das Ritual des Betens eine gewisse Ruhe in unser Leben bringen – und ein Gefühl von Verbundenheit, nach dem wir uns alle sehnen – wie alle sanften Rituale. Wohlgemerkt, ich schreibe dies im Zusammenhang mit der Frage, wie ich als einzelner Mensch mit dem Unglück in der Welt umgehen kann, und dabei habe ich als Antwort zuerst das Mitgefühl genannt.

Den Buddhismus ziehe ich gern bei solchen Themen heran, weil er keinerlei Glauben verlangt – er hat auch keinen Gott im christlichen Sinn. Manche Religionswissenschaftler sprechen ihm den Status der Religion ab und sagen, es handle sich um eine Philosophie, die sich auszeichnet durch ethische Regeln. Außerdem bietet der Buddhismus eine Reihe von Praktiken an, die uns helfen können, unser Leben ruhiger und zufriedener zu gestalten.

Für das Mitgefühl gibt es die Meditationstechnik des Tonglen. Sie ist ganz einfach: Ich atme alles Leid der Welt ein und atme Mitgefühl aus. Ein- und Ausatemzüge sind gleich lang. Wenn Sie sich damit weiter beschäftigen wollen, finden Sie im Literaturverzeichnis Hinweise dazu.

Für uns westliche Menschen ist diese Praktik eine ungeheure Herausforderung. Ich habe ganze Gruppen von gestandenen Kolleginnen erlebt, die sich nicht vorstellen konnten, sich auf diese Weise dem Unglück anderer anzunehmen, ohne dabei selbst unglücklich zu werden. Es gibt verschiedene, abgemilderte Formen des Tonglen. Sie können damit beginnen, sich um Ihr eigenes Leid auf diese Weise zu kümmern:

Übung: Mitgefühl mit sich selbst

Nehmen Sie wahr, wie sehr Sie manchmal das Geschehen in der Welt beunruhigt, aufwühlt, ängstlich oder wütend macht. Seien Sie geduldig und behutsam mit diesem Gefühl, ohne es verändern zu wollen. Beobachten Sie es nur, indem Sie dabei ruhig und gleichmäßig atmen. Nach einer Weile werden Sie feststellen, dass sich negative Gefühle von selbst auflösen. Genießen Sie dieses wunderbare Gefühl, sich selbst befreien zu können.

Ich schlage Ihnen nun zwei Übungen auf der Basis des Tonglen vor, die Ihnen helfen können, Ihr Mitgefühl zu stärken:

Übung: Tonglen für einen Menschen, den ich gern habe

Sie stellen sich einen Menschen vor, den Sie sehr gern haben und den gerade ein Kummer plagt. Nehmen Sie sich ein paar Minuten (nicht länger, sonst drohen Ablenkung oder Ermüdung) Zeit, bringen Sie sich in eine bequeme Körperhaltung und beginnen Sie die Übung damit, dass Sie auf Ihre Atemzüge achten. Versuchen Sie, das Ausatmen und das Einatmen gleich lang sein zu lassen. Wir neigen nämlich dazu, ausführlich ein- und nur ganz kurz auszuatmen.

Dann stellen Sie sich die Person vor, für die Sie üben. Sagen Sie (ob ausgesprochen oder nur im Kopf, entscheiden Sie selbst): Ich atme deine Sorge ein, ich atme Mitgefühl für dich aus.

Variante: Wenn Sie befürchten, auf diese Weise die Sorgen des anderen zu Ihren eigenen zu machen, können Sie sich vorstellen, in sich (etwa im Becken oder im Herzen) ein Gefäß zu haben, in dem die Sorgen aufgelöst oder in etwas Positives verwandelt werden.

Wenn Sie spüren, dass Ihnen diese Übung guttut, sind Sie bereit für den nächsten Schwierigkeitsgrad:

Übung: Tonglen für einen Menschen, den ich nicht so gern habe

Sie verfahren wie oben, wählen aber für diese Übung eine Person, die Ihnen unsympathisch ist. Nicht zu sehr, das wäre vielleicht (noch) zu schwierig. Nehmen Sie eher eine mürrische Nachbarin, eine unfreundliche Kollegin. Auch wenn Sie deren Probleme nicht kennen, wissen Sie doch: Niemand ist unfreundlich oder ständig schlecht gelaunt, wenn er nicht unglücklich ist. Grund genug also, Mitgefühl mit dieser Person zu haben und es mit Tonglen zu üben.

Vielleicht ist es Ihnen nicht gleich bewusst geworden, aber mit der letzten Übung haben Sie sich auf den Weg gemacht, Mitgefühl *auch* mit den Tätern zu empfinden. Und was haben Sie nun davon? Mitgefühl empfinden zu können, ist eine Ressource, eine Kraftquelle. Es unterstützt Sie dabei, sich nicht mehr so hilflos und ausgeliefert zu fühlen, weil es ein sehr aktives Gefühl ist. Außerdem haben Sie damit die primitiven Angstreaktionen überwunden, zu denen Ihr Stammhirn den Auftrag gab.

Es bleibt dabei: Wir können nicht leugnen, dass uns immer wieder etwas geschehen kann, ein kleines, subjektiv großes, persönliches Unglück oder ein objektiv großes. Vergessen wir nicht, dass die Gefühle dann die gleichen sind. Wenn wir die Möglichkeit eines Unglücks ständig im Auge haben, können wir kein gutes Leben führen. Wir sind nicht nur abgelenkt von dem, was *jetzt* gut oder notwendig ist, wir schwächen auch unsere psychischen und physischen Abwehrkräfte.

Also gilt es, jetzt ein gutes Leben zu führen und ein weiteres Gefühl zu kultivieren, das uns dabei hilft:

4. … und Dankbarkeit

Dankbarkeit ist das positive Erinnern daran, dass wir etwas bekommen haben, ganz unabhängig davon, ob wir glauben, *es steht uns zu*, oder ob wir das Gefühl haben, ein Geschenk empfangen zu haben. In dem Gefühl der Dankbarkeit hören wir auf, etwas als selbstverständlich zu betrachten. Dabei kann es sich um unseren Arbeitsplatz genauso handeln wie um unsere Gesundheit, Familie, Garten, Sonnenschein, Urlaub, blühende Blumen, neue Schuhe, gutes Essen, freundliche Blicke auf der Straße, ein Schwätzchen mit dem Nachbarn, ein feines Glas Rotwein mit guten Freunden. In manchen Situationen beschleicht uns ein wohliges Gefühl, das wir »Wie geht's uns doch gut« nennen. Wenn wir dieses vertiefen, sind wir dankbar: Wir behalten es in Ge*dank*en – weshalb *danken* und *denken* wortgeschichtlich die gleiche Wurzel haben.

Dankbarkeit ist in vielfältiger Hinsicht ein wichtiges Gefühl. Es macht uns gelassen und entspannt, weil es uns vermittelt, dass wir in dieser Welt nicht allein sind, sondern umgeben von freundlicher Unterstützung, vernetzt mit allem, was da ist. Dankbarkeit, so ein Ergebnis der psychosomatischen Zellforschung, entspannt uns (unsere DNS) und trägt wesentlich zu unserer Gesunderhaltung bei. Wie kein anderes Gefühl stärkt es unsere körperliche Abwehr und stabilisiert uns psychisch.

Dankbarkeit ist auch deshalb so wichtig, weil sie uns Bilder in Erinnerung ruft. Und da unser Gehirn nicht wirklich unterscheiden kann, ob Bilder aktuelle Realitäten oder Vorstellungen sind, reagiert es auf beides etwa in der gleichen Weise. Wenn wir also an etwas Schlimmes denken, und möge es auch Jahrzehnte zurückliegen, werden wir traurig oder wütend. Diese Wirkungsweise lässt sich ausnutzen: Stellen wir uns positive Bilder vor, erzeugen diese auch Gefühle, aber eben positive. (Dazu mehr in meinem Buch *Weck den Optimisten in Dir.*) Dankbarkeit verstärkt diese Tendenz noch – und damit unser Gefühl: Was auch geschieht, ich will mein Leben leben, so gut ich es vermag. Martin Luther hat das so schön ausgedrückt in seinem bekannten Aphorismus:

»Und wenn ich wüsste, dass morgen die Welt untergeht; ich würde heute noch ein Apfelbäumchen pflanzen.«

So bleibt noch eine wichtige Übung:

Übung: Finden Sie einen Ausdruck für Ihre Dankbarkeit

Machen Sie sich eine lange Liste – nach unten offen –, auf die Sie alles schreiben, wofür Sie dankbar sind. Wenn Sie mögen, können Sie auch zwei Spalten anlegen, eine für die Vergangenheit und eine für die Gegenwart. Nun folgt die eigentliche Übung: Drücken Sie Ihre Dankbarkeit aus. Setzen Sie dabei Ihrer Phantasie keine Grenzen. Sollten die beteiligten Personen nicht zu erreichen sein, malen Sie sich Rituale einfach aus, mit denen Sie *Danke* sagen, vielleicht kann auch ein gemaltes Bild dieses Gefühl ausdrücken. Für aktuelle Dankbarkeitsanfälle finden Sie sicher Wege: ein Blümchen für eine Kollegin? Ein Leserbrief an die Tageszeitung für einen Artikel, über den Sie sich gefreut haben? Ein Wort an Ihren Chef (Ich fühle mich von Ihnen sehr unterstützt, akzeptiert ..., danke dafür.)? Vergessen Sie nicht Ihre Liebste, vielleicht sogar einen Dank an Ihre Eltern. »Ich hatte es nicht immer leicht mit euch, aber ihr habt viel für mich getan, danke dafür.«

Wenn Sie diese Übung mögen, kann sie zu einer Dauerübung werden. Und am Ende hören Sie sich selbst, und zwar nicht als Floskel, von Herzen »Danke« sagen. Und damit haben Sie schon das eine oder andere Apfelbäumchen gepflanzt.

Zusammenfassung der Antworten auf die Frage: Wie können wir mit dem Unglück in der Welt umgehen, damit wir uns nicht mehr so hilflos und ausgeliefert fühlen?

Wir brauchen: gute Freunde, Spaß am eigenen Leben, Mitgefühl, Dankbarkeit, ein fundiertes Wissen (vor allem über *das Fremde*) und viel Phantasie. Letzteres, um Spaß daran zu haben, unser Leben ein wenig zu verändern, Widerstand zu leisten gegen das, was uns nicht gefällt.

Meditationstechniken

Meditation ist eine besonders geeignete Methode, Therapieerfolge zu stabilisieren. Sie verhilft uns zu innerer Ruhe (schon bei den einfachsten Atemübungen) ebenso wie zu neuer Selbsterkenntnis. Sie bietet einen Schutzraum für heftige Gefühle – und die Chance, diese loszulassen (wie bei der Übung *Innere Zuflucht*). Regelmäßige Meditation – und seien es nur fünf Minuten täglich, hilft dabei, unsere Stimmungen zu beherrschen.

Oft höre ich Menschen sagen: »Meditieren wäre gut!« Dieser Satz folgt auf den bekannten ersten Satz der guten Vorsätze, der da lautet: »Ich müsste mehr für mich tun!« Das sagen Menschen, die sich schnell überfordert, gestresst fühlen, zu Infektionen, Erschöpfung, Schlafstörungen, Bluthochdruck und Verspannungen neigen. Und sie haben recht, Meditation ist gut für sie.

Was hält sie also davon ab? Da ist zuerst das Geheimnisvolle, das den Begriff umgibt: Ist Meditation nicht esoterisch? Muss ich da nicht an verschiedene Götter glauben? Und wenn ich es tue: Kann mir da nichts passieren? Werde ich davon abhängig? Von allen stimmt etwas. Und es gibt Menschen, die sich meditierend dem Leben und seinen (ihren) Aufgaben verweigern. Es gibt Menschen, für die ist das Meditieren der wichtigste Lebensinhalt, manchmal der einzige. Ich spreche hier von Gurus, Yogis, Lamas und anderen Heiligen östlicher Religionen.

Für die meisten Menschen hier im Westen ist Meditieren etwas, was in ihren Alltag eingebaut werden kann – und sollte. Meditation als Medizin gegen alle oben aufgeführten Beschwerden ist eine gut untersuchte Technik. Sie ist für normal-neurotische Menschen nicht nur völlig ungefährlich, sondern höchst bekömmlich. Ich beschreibe in diesem Abschnitt die verschiedenen Meditationstechniken weniger als spirituelle Techniken, sondern als Techniken der Entspannung und der Gefühlsberuhigung.

Das zweite Bedenken gegen diese Verfahren ist die Frage der Disziplin. Manche Meditationslehrer stellen hohe Anforderungen: eine Stunde Meditation vor Sonnenaufgang, eine nach Sonnenuntergang, dazwischen noch verschiedene kleine Übungen. Das mag gewiss sinnvoll sein, um einen gewissen Grad von Erleuchtung zu erreichen. Für die meisten westlichen Menschen ist Erleuchtung nicht das Ziel. Zur Ruhe kommen, sich selbst näher sein, Ängste mindern, seine Gefühle besser kontrollieren können, Gelassenheit und Selbstvertrauen sind unsere Ziele. In der Meditation finden wir auch zu Dankbarkeit und Mitgefühl (s. Kapitel *Blick auf die Welt*).

Seien Sie auf keinen Fall streng mit sich – kein Leistungsdruck! Meditation ist eine ernste, *persönliche* Angelegenheit, und Sie sind niemandem Rechenschaft schuldig. Stecken Sie Ihre Ziele nicht zu hoch. Zu groß ist die Gefahr des *Versagens*. Wir lernen besser in ganz kleinen Portionen, so wie wir unsere Kinder zu winzigen Schrittchen locken, wenn sie ängstlich sind. »Du kannst es!«, ermuntern wir sie. »Nur noch ein ganz kleines Stückchen!«

Gehen Sie genau so mit Ihren Meditationsübungen vor, besonders dann, wenn Sie schon einige Versuche hinter sich haben. Ich zeige Ihnen – wie in einem Katalog – eine ganze Reihe von Meditationen, die Sie auch Konzentrations- oder Beruhigungsübungen nennen können. Diese Übungen gelten nicht unbedingt der Entspannung; Entspannung ist ein Zustand, in dem alle Muskeln weicher werden können, die Gedanken sich aber oft weiterdrehen wie das berühmte Hamsterrad. Bei der Meditation sollen wir gerade, bequem sitzen mit mittlerer Muskelspannung. Meditation meint die (sanfte!) Kontrolle von Gedanken und Gefühlen.

Suchen Sie sich also eine Methode aus – kombinieren Sie zwei, erfinden Sie selbst welche. Es soll Spaß machen – das ist der beste Garant für die Wirkung und dafür, dass die Motivation nicht verloren geht.

Folgendes gilt für alle Meditationen:

– Suchen Sie sich einen ruhigen Platz, an dem Sie für die von Ihnen bestimmte Zeit ungestört sind. Achten Sie auf die passende Raumtemperatur.

- Setzen Sie sich in bequemer, gerader Haltung hin, auf einen Stuhl, den Fußboden, ein Meditationskissen oder Bänkchen, ganz nach Ihrem Geschmack. Die Augen sind in der Regel geschlossen, bei der Kerzenmeditation oder der Gehmeditation natürlich nicht.
- Am besten, Sie entscheiden vor jeder Übung, wie lange Sie meditieren möchten. Ganz gleich, ob drei oder zwanzig Minuten, stellen Sie sich einen Wecker, damit Sie nicht auf die Zeit achten müssen. Stellen Sie sich Ihren Weckruf so ein, dass Sie nicht erschrecken.
- Das erste Ziel jeder Meditation ist, ruhiger zu werden, für eine kurze Zeit aus dem endlosen Gewirr der Gedanken auszusteigen. Unsere Gedanken hüpfen nämlich ununterbrochen und oft ziellos herum – wie eine Horde wilder Affen.
- Natürlich sind Sie am Anfang schnell abgelenkt, die Gedanken kreisen wieder. Kein Problem! Das meine ich ernst. Ihre Ablenkbarkeit gibt Ihnen ein Bild davon, wie stark Sie mit Dingen beschäftigt sind. Wie lange können Sie bei einer Sache bleiben? Welche Sorgen überschwemmen Sie, wenn Sie versuchen, zur Ruhe zu kommen? Sie erleben einfach bewusst Ihren inneren Zustand. Die immer wieder auftauchenden Gedanken sind der Grund, warum Sie hier sitzen und meditieren. Sagen Sie also nicht: »Ich kann das nicht!« Brechen Sie nicht vor der Zeit ab – außer wenn Sie ganz müde sind. Dann haben Sie vielleicht einen falschen Zeitpunkt gewählt. Nehmen Sie die Gedanken einfach wahr. Der Gedankenstrom fließt unaufhörlich wie der Verkehr auf einer viel befahrenen Straße. Manchmal hält ein Auto (ein Gedanke) an. Sie sind versucht, einzusteigen. Winken Sie das Auto weiter: »Ich habe dich gesehen, und jetzt wende ich mich wieder meiner Meditation zu.« Und welcher? Da biete ich Ihnen folgenden Katalog mit Techniken an:

1. Konzentration auf den Atem

Sie ist einfachste Meditation und auch die Grundlage vieler anderer Meditationstechniken.

Sie konzentrieren sich einfach auf Ihren Atem, ohne Einfluss auf ihn zu nehmen. Sagen Sie sich beim Einatmen: »Ich atme ein.« Und beim Ausatmen: »Ich atme aus.« Mehr nicht. Natürlich kommen ganz schnell irgendwelche Gedanken. Das ist in Ordnung! Nehmen Sie sie zur Kenntnis – ganz ohne Bewertung und Ungeduld. Zu dieser Übung gibt es eine kleine Kontrolltechnik: Sie können Ihre Atemzüge zählen: »Ich atme ein, ich atme aus, eins, ich atme ein, ich atme aus, zwei …« Dabei merken Sie gleichzeitig, wie lange Sie sich schon konzentrieren können. Wenn Sie ganz am Anfang stehen, sind fünf konzentrierte Atemzüge wunderbar lang. Sollten Sie auf einmal nicht mehr wissen, wie viele Atemzüge es waren, haben Sie sich in Gedanken verloren, ohne es zu merken. Kein Problem, nun sind sie ja wieder da mit Ihrer Aufmerksamkeit. Fangen Sie einfach von vorn an.

Varianten der ersten Übung

Statt die Atemzüge zu zählen, können Sie sich auch auf die Atembewegung konzentrieren. Wählen Sie einen Ort: Sie können entweder Ihren Atem in der Nase spüren oder das sich Heben und Senken der Bauchdecke beobachten.

Wieder kommen Gedanken – na und? Vorbeifahren lassen!

Anmerkung: Für die wilden Gedanken gibt es ein romantischeres Bild als einen vorbeiziehenden Strom von Autos. Sie können sich diese Gedanken auch als Wolken vorstellen, die vorübergehend die Sonne verdecken. Schieben Sie sie mit einer sanften (gedachten) Handbewegung beiseite und kehren Sie mit Ihrer Aufmerksamkeit zur Atmung zurück. Und vergessen Sie nicht: Die Sonne ist *immer da*!

2. Kerzenmeditation

Auch diese ist eine einfache Meditation. Sie sitzen in Ihrer bequemen Haltung und stellen etwa ein bis eineinhalb Meter von sich entfernt eine brennende Kerze auf. Sie atmen sanft und ohne Anstrengung und blicken in die Flamme. Natürlich dürfen Sie auch blinzeln. Sie beobachten einfach die Flamme und atmen ruhig; spüren Sie, wie Sie selbst ruhiger werden.

Varianten der zweiten Übung

- Statt einer Kerze können Sie auch eine Blume oder ein angenehmes, einfaches Bild oder eine Statue in Ihren Fokus nehmen.
- Sie können sich auch vorstellen, dass etwas, das Sie belastet, sich in dieser Flamme auflöst.

3. Visualisieren

Nehmen Sie einen Gegenstand (siehe 2a) oder ein phantasiertes, beruhigendes Bild und stellen es sich mit geschlossenen Augen einfach vor. Das gelingt am Anfang eher für eine sehr kurze Zeit. Sich etwas Beruhigendes, Sanftes oder auch Inspirierendes vorzustellen, fesselt den Geist ebenso wie das Zählen der Atemzüge oder ein Mantra.

4. Wassermeditation

Sie kennen das ruhige Gefühl, das entsteht, wenn Sie an einem Bach, einem Fluss oder am Meer sitzen und dem Wasser lauschen und seinen Bewegungen zusehen. Für diese kleine Meditation nehmen Sie zwei gleich große Gefäße (am besten zwei kleine Krüge), von denen einer mit Wasser gefüllt ist. Behutsam gießen Sie das Wasser von einem in den anderen Krug, sehen dem Fließen zu und lauschen dem

Geräusch, achten auf die Harmonie Ihrer Bewegungen, also: Schultern entspannen, dicht über dem Boden gießen. Bitte mehrere Male hintereinander.

5. Gefühle besänftigen

Diese Übung ist sehr hilfreich für Menschen, die emotional instabil und schnell gekränkt sind, zu Wutausbrüchen und Schwarzsehen neigen. Sie wirkt akut besänftigend! Und zwar – nach ein bisschen Übung – schneller, als Sie denken. Sie können sich also viel Ärger und / oder Beziehungskrisen ersparen. Es ist ganz einfach: Auch wenn Sie weglaufen und schreien mögen, setzen Sie sich in der Ihnen bequemen Position aufrecht hin.

Anmerkung: Natürlich ist es auch möglich – und sogar gut –, wenn Sie einen Teil Ihres Adrenalins körperlich abbauen. Wenn es geht, laufen Sie viele Stockwerke hoch oder hüpfen eintausend Mal auf der Stelle. Das Gefühl, das Sie quält, ist sicher schon ein bisschen leichter geworden. Kommen Sie dann in Ihre Sitzposition und warten Sie, bis sich Ihr Atem beruhigt hat. Dann geht die Übung weiter:

So wie Sie in der ersten Übung Ihren Atem beobachtet haben, tun Sie es auch jetzt. Dann richten Sie Ihre Aufmerksamkeit auf Ihr Gefühl. Versuchen Sie nicht, es zu verändern oder zu verstärken. Denken Sie nicht, rationalisieren Sie nicht, führen Sie keine innerlichen Dialoge. Beobachten Sie einfach: Wo im Körper sitzt das Gefühl, wie stark ist es, hat es eine Form, eine Farbe? Atmen Sie und beobachten Sie dabei das Gefühl, wie Sie ein scheues Tier beobachten würden, ohne Rechtfertigung oder Erklärung für seine Anwesenheit. Und Sie können spüren, wie der Schmerz langsam nachlässt.

Wenn Ihnen das Ergebnis nicht ausreicht, machen Sie eine Pause, in der Sie einige kleine Alltagspflichten erledigen. Dann setzen Sie sich noch einmal hin und beobachten, wie das Gefühl sich auflöst – wie Nebel in der Sonne.

Diese Übung ist aus zwei Gründen wertvoll: Sie erfahren, dass Sie Ihren Gefühlen nicht ausgeliefert sind, sondern sie beherrschen (und nicht umgekehrt). Sie können selbst etwas tun – und es hilft, es geht oft ganz ohne (zum Beispiel therapeutische) Hilfe. Sie verfügen über ein großes Maß an Selbstwirksamkeit! Außerdem erfahren Sie, dass Gefühle sich auflösen können, ohne dass Sie jemanden anschreien, *die Meinung sagen* oder gar eine Beziehung beenden mussten.

6. Innere Zuflucht

(Quelle: Tenzin Wangyal Rinpoche, *Die drei Tore zur Gelassenheit*)
Diese heilsame Meditation ist im oben genannten Buch ausführlich beschrieben – es liegt dort auch eine CD bei. Im Original ist die Meditation recht lang und der Text manchmal schwer verständlich. Die Zufluchtsmeditation ist eine Vertiefung der Übung »Gefühle beruhigen« und eignet sich zur Befriedung größerer Probleme, Schmerzen, Beunruhigungen.

Ich habe hier für den Alltagsgebrauch eine einfache Form extrahiert:

Nachdem Sie Ihre Meditationshaltung eingenommen haben, gehen Sie mit Ihrer Aufmerksamkeit nach innen. Spüren Sie in Ihrem Körper die Ruhe, die entsteht, wenn Sie sich nicht bewegen. Lassen Sie die Gedanken still werden. Stellen Sie sich in Ihrer Mitte (die Sie im Kopf, in der Herzgegend oder im Beckenraum ansiedeln können) einen weiten Raum vor. Hier ist es still, warm und hell. Das ist Ihr allerinnerster, ganz eigener Ort, tiefenpsychologisch ausgedrückt: Ihr Selbst, der Ort, an dem Sie, anders als in Ihrem Ich, authentisch, unverletzt und selbstbestimmt sind. Spüren Sie diesen Ort, seine Wärme, seine Weite, sein Licht. Bringen Sie alle Ihre Probleme in diesen Raum. Geben Sie ihnen hier eine Geborgenheit, eine Zuflucht, statt sie zu analysieren, zu bekämpfen oder irgendwie verändern zu wollen. Hier können sie heilen. Sie nehmen Ihre Gefühle auf an diesem inneren Ort, wie Sie kranke Freunde aufnehmen würden.

Anmerkung: Tenzin Wangyal Rinpoche sagt in seiner Anleitung: »Schaue direkt hin, schaue nicht mit einem neuen Schmerz.« Das ist ganz wichtig. Wenn bei der Arbeit mit einem Gefühl ein neues, stärkeres auftaucht, bitten Sie es zu warten. Sie meditieren jetzt mit dem alten Gefühl weiter. Dies gilt auch für die Übung *Gefühle besänftigen*.

7. Meditation mit einem Mantra

Benutzen Sie hier ein Wort oder einen Satz, der Ihre Gedanken beruhigt. Das kann eine positive Affirmation sein, ein Gebet, ein Mantra, ein Spruch, den Sie mögen – vielleicht verkürzt. Sprechen Sie Ihr Mantra hörbar aus, wenn es möglich ist. Umso schneller merken Sie, wenn Ihre Gedanken abschweifen.

Das Mantra erfüllt denselben Zweck wie das Stöckchen im Rüssel eines Elefanten, der über einen Marktplatz geht. Wenn Sie sich einen überfüllten indischen Basar vorstellen, können Sie ahnen, wie viel Schaden ein Rüssel schwingender Elefant anrichten kann. Deshalb gibt ihm sein Mahut ein kleines Stöckchen zu tragen.

8. Gehmeditation

Die Gehmeditation hat einen besonderen Reiz. Sie fördert nicht nur die Konzentration und beruhigt Ihre Gedanken, sie hilft Ihnen auch dabei, Ihre eigene Geschwindigkeit und Ihren eigenen Rhythmus zu finden. In verschiedenen Anleitungen heißt es, man solle so langsam wie möglich jeden Schritt gehen: Verse aufsetzen, ganzer Fuß – anderen Fuß auf die Spitze rollen, anheben ... Sie wissen, wie man geht. Immer wieder geriet ich bei dieser Übung ins Ungleichgewicht und wurde ungeduldig mit mir. Dann entschied ich mich, etwas schneller zu gehen. Es war nur wenig schneller, als viele meiner Übungsgenossen gingen, fühlte sich aber gut und sicher an. Finden Sie Ihr eigenes Tempo dabei, experimentieren ist erlaubt. Im Gehen können Sie Ihre Füße spüren, Ihren aufgerichteten Rücken, Ihren ganzen Körper. Nehmen Sie Ihre Atmung wahr, automatisch (nicht erzwingen!) koordiniert sie sich mit Ihrem Gang. Sie spüren den Boden unter Ihren Füßen und können sich getragen fühlen. So kann ein Gefühl von Sicherheit und Geborgenheit entstehen.

9. Meditativer Tanz

Hier dürfen Sie alles machen, was Ihnen guttut. Nehmen Sie sich vor dieser Meditation einen Augenblick Zeit, sich zu überlegen, worum es Ihnen gerade geht. Möchten Sie sich beruhigen oder sich munterer, energiereicher fühlen? Geht es um ein bestimmtes Gefühl oder Problem? Suchen Sie sich eine Musik aus, die Ihrem Gefühl nach dazu passt, was Sie im Augenblick bewegt. Und dann tanzen Sie, wenn es geht, mit geschlossenen Augen. Niemand beobachtet Sie! Am Anfang werden Sie vielleicht feststellen, dass Sie noch ein wenig angespannt sind, auf den Rhythmus achten, auf die Harmonie der Bewegungen. Deshalb noch einmal: Niemand sieht Sie! Sie tanzen – einfach so …

Wenn Ihnen diese Art von bewegter Meditation Spaß macht und guttut, empfehle ich zwei Techniken aus dem Osho (ehemals Bhagwan)-Repertoire, die dynamische Meditation und die Kundalini, die beide in manchen Städten auch in Gruppen angeboten werden. Man muss kein Sannyasin sein, um daran teilzunehmen. Vielleicht macht es in der Gruppe mehr Spaß, und Ihr Versuch dort fällt in die Mut-Kategorie »Etwas Neues ausprobieren«.

Den Bewegungsimpulsen des Körpers folgen

Für den Fall, dass Ihnen keine Bewegung zur Musik einfällt, schlage ich Ihnen folgende Tanz-Meditation vor, die etwas Vorarbeit bedarf. Stellen Sie sich auf einer CD oder auf Ihrem MP3-Player drei unterschiedliche Musikstücke zusammen von je drei bis fünf Minuten. Wählen Sie eine

Körperposition im Raum aus, also liegen, stehen oder sitzen Sie dort, wo es Sie hinzieht. Bleiben Sie in Ruhe in Ihrer Position, bis Sie einen Bewegungsimpuls spüren. Lassen Sie sich von Ihrem Körper bewegen! Wenn die Musik sich verändert, wechseln Sie Ihre Körperposition, suchen sich einen neuen Platz im Raum und warten ab, wie Ihr Körper sich jetzt bewegen möchte.

10. Achtsamkeit als Meditation

Achtsamkeit selbst ist eigentlich keine Meditation, sondern das Ziel einer jeden. Achtsamkeit bedeutet nicht mehr, als dass wir mit unserer Aufmerksamkeit bei dem sind, was wir gerade tun. Das hilft nicht nur dabei, Dinge sorgfältiger zu erledigen, weniger Fehler zu machen und mehr Freude an ihnen zu haben. Achtsamkeit bewahrt uns auch davor, in jedem Augenblick unseres Lebens von negativen Gedanken und Gefühlen überschwemmt werden zu können.

Achtsamkeitsübungen können Sie immer und überall machen. Widmen Sie sich einfach ausschließlich dem, was Sie gerade tun. Am Anfang wird das nur für ganz kurze Augenblicke gelingen, dann sind Sie wieder in Ihren Gedanken beim gestrigen Abend, dem Einkaufszettel oder dem dummen Streit mit Ihrer Freundin. Das macht gar nichts. Sie üben einfach weiter. Im Sinne von Meditation sind wir unser ganzes Leben lang Übende. Sagen Sie sich: Ich bin abgelenkt. Nun räume ich weiter achtsam die Spülmaschine aus.

Übrigens: Gerade die kleinen Haushaltsverrichtungen sind die schwereren Achtsamkeitsübungen, da sie so gut wie immer von unseren Gedanken an andere Dinge begleitet sind. Kochen wir ein kompliziertes Essen, fällt es leichter, bei der Sache zu bleiben. Schreiben wir einen Text, kommt ein ablenkender Gedanke so gut wie gar nicht auf.

Da aber die Arbeiten im Haushalt mit besonderer Regelmäßigkeit anfallen, sind sie auch besonders geeignet zum Üben. Nebeneffekt: Die

Hausarbeit ist dann nicht mehr lästig, sondern eine Meditation, eine täglich sich mehrfach bietende Chance.

Schlussbemerkung: Alle diese Übungen dienen *nicht* dazu, Gedanken und Gefühle zu beherrschen. Das würde viel Kraft fordern. Es führt zu Verspannung und dem Gefühl des Versagens, wenn die Gedanken trotzdem kommen. Wir wollen uns aber auch nicht von Gedanken und Gefühlen beherrschen lassen. Sie sind ein Teil von uns, und wir lassen sie sein, wie sie sind. Dies ist besonders deutlich in Übung 5 und 6, wir nehmen wahr, was wir denken und fühlen, aber wir folgen diesen Gedanken nicht. Und wenn wir unseren Gedanken nicht folgen, haben sie auch keine Macht mehr über uns. Wir sitzen oder gehen oder tanzen einfach, absichtslos, ohne Anstrengung in gelöster, achtsamer geistiger Haltung. Wir nehmen unsere Gedanken heiter wahr, ohne sie festzuhalten. Und, um es poetisch auszudrücken, unser heiteres Gewahrsein ist die Sonne, die die Wolken (trübe Gedanken, schmerzhafte Gefühle) auflöst. Was wir dann erfahren, ist eine andere Ebene unseres Selbst. Vielleicht das, was *Erleuchtung* genannt wird. Diese Erfahrung enthebt uns aber nicht unseres Alltags, darum nennt der amerikanische Meditationslehrer Jack Kornfield eines seiner Bücher auch *Nach der Erleuchtung Wäsche waschen und Kartoffeln schälen*.

Kurze Bemerkung zur Spiritualität

Spiritualität ist neben dem *Blick in die Welt* ein weiteres *überindividuelles* Thema. Hier geht es weniger um persönliche Probleme und Neurosen als mehr um eine innere Ganzheit, um Wünsche und Sehnsüchte, die materiell nicht zu befriedigen sind. In der Therapie findet dieser Anteil oft wenig Raum. Inzwischen nehmen allerdings immer mehr Therapeuten spirituelle Aspekte in ihr Konzept auf (Stichwort: Achtsamkeitsbasierte Psychotherapie). Kliniken werben geradezu damit, auch mit solchen Aspekten zu arbeiten. Auf jeden Fall ist es nach der Therapie sinnvoll, spirituellen Fragen nachzugehen und eigene Bedürfnisse diesbezüglich zu entdecken. Damit werden die Ergebnisse der Therapie noch einmal und tiefer verankert.

Mit einer regelmäßigen Meditationspraxis bringen Sie so etwas wie *Spiritualität* in Ihren Alltag. Das ist etwas, was über Entspannung und Selbstberuhigung hinausgeht. *Die Stille hinter der Ruhe* ist eine Metapher dafür. Es beginnt mit einer unbestimmten Sehnsucht: Wir haben alles, doch etwas fehlt. Dieses Gefühl ist vage, aber unauslöschlich. Immer wieder taucht es auf. Manchmal versuchen wir es zu übertönen mit Musik, Konsum, Spielen oder etwas, was wir unbestimmt *Hobby* nennen. Viele Dinge helfen, die Sehnsucht vorübergehend zu beruhigen. Manchmal ist diese Ruhe auch wirklich echt. Auf Reisen, bei langen Spaziergängen oder im Kontakt mit Freunden *kommen wir zu uns*. In solchen Augenblicken wird das Gefühl konkreter. Wir wünschen uns eine tiefe innere Ruhe, die nicht so schnell zu irritieren ist (wird auch gern »Gelassenheit« genannt). Wir wünschen uns einen neuen, tieferen Kontakt zu uns selbst: Wer bin ich eigentlich? Und welchen Sinn macht mein Leben? Gibt es etwas über den Alltag hinaus, stehe ich in einem größeren Zusammenhang?

Wir möchten etwas finden, das uns in der Tiefe erfasst, uns beruhigt, ein Gefühl von Sicherheit und Sinn gibt. Es ist wie die Suche nach einer *inneren Heimat*, unabhängig von dem Platz, den wir im Leben gefunden haben. Wir möchten uns sicher fühlen, auch wenn wir unseres augenblicklichen Platzes (zum Beispiel Wohnort, Arbeitsplatz) gar nicht so sicher sind. Wir sind verletzbar, in diesem Leben kann uns viel passieren. Dieser Wunsch, der so wenig sachlich ist, ist ein Wunsch aus den Tiefen unserer Seele, ein Wunsch nach »Spiritualität«. Jede Kultur, jede Religion hat Vorstellungen, Riten und Feste, die genau diesen Inhalt haben: einen Kontakt herzustellen mit *irgendetwas* jenseits des Alltags.

Unsere moderne Gesellschaft ist diesbezüglich arm geworden, sodass wir kaum noch in Worte fassen können, was uns fehlt, was das ist, Spiritualität. Das Wort kommt vom lateinischen »spiritus«, was Geist bedeutet, als Verb bedeutet »spiro«: »Ich atme.« Dieser Zusammenhang ist nicht rein zufällig, im Kapitel über Meditation haben wir uns ja sehr mit dem Atem beschäftigt.

Spiritualität ist also der Ausdruck für unsere Verbindung mit dem Geistigen, Unsichtbaren. Im religiösen Sinn sprechen wir dann vom Jenseitigen, von Gott oder der Transzendenz, vom Himmel. Dabei ist es unwichtig, woran wir glauben, ob wir einer Religionsgemeinschaft angehören. Die Sehnsucht, von der ich hier spreche, ist universell, ein Bestandteil der menschlichen Existenz.

Wir müssen an gar nichts Bestimmtes glauben, um uns diesen Wunsch zu erfüllen. Es braucht nur etwas Zeit und Raum, Gestaltung und Achtsamkeit. Dabei lassen wir ein Gefühl einer tiefen Verbundenheit entstehen mit allem, was existiert, zum Beispiel in Form von Mitgefühl mit anderen Lebewesen und der Liebe zum Leben überhaupt.

Hier gilt es, einen eigenen, individuellen Weg zu finden auf der Basis persönlicher Erfahrungen, Weltbilder und Bedürfnisse mithilfe der eigenen Phantasie und Kreativität. Grundlage ist einzig unsere Akzeptanz des Wunsches nach spiritueller Entwicklung. Die Suche nach dem eigenen Glück ist immer auch verbunden mit der Suche nach dem Glück der anderen, unserer Familie, unserer Freunde. Je weiter unsere Spiritualität reift, umso wichtiger wird uns das Glück der Welt, von der wir ein Teil sind. Zu dieser Haltung gehört viel Gelassenheit. Gelassenheit ist das, was wir uns alle wünschen, um in diesem Leben leichter zu bestehen. Wir möchten die Dinge nicht mehr so schwernehmen, unfreundliche Äußerungen nicht persönlich nehmen, uns über Missstände, deren Veränderung nicht in unseren Möglichkeiten liegt, nicht aufzuregen. Wir möchten gern in der Warteschlange geduldiger sein können.

Eine Unterstützung zur Erfüllung dieser Sehnsucht kann der *Raum* bieten. Raum bedeutet hier genau das: eine Stelle in der Natur, die Sie lieben, aber auch ein Zimmer in Ihrer Wohnung, vielleicht nur ein Winkel in einem Zimmer.

Kennen Sie noch den Begriff des *Herrgottswinkels*? Das war früher in katholischen Gegenden ein Brett in einer Ecke der Küche. Dort stand ein Gefäß mit Weihwasser, lag nach dem Palmsonntag ein Zweig, stand vielleicht ein frommes Bild oder eine Statue. Ein Blick in diesen Winkel bedeutete für gläubige Menschen einen Augenblick der Entspannung, ein Ruhepunkt *(Trittstein)* im schwierigen Alltag. Ohne es zu wissen, schaffen wir uns manchmal selbst etwas Ähnliches, wir legen einen Stein vor das Bild eines geliebten Menschen, stellen eine Kerze, eine Blume dazu und gönnen uns hin und wieder einen Augenblick der Achtsamkeit.

»Das Geheimnis, wie wir mit einem Leben reich an Bewusstheit und Sensibilität beginnen können«, sagt J. Kornfield, »liegt in unserer Bereitschaft, anwesend zu sein.« (Kornfield 1998, S. 29) Wenn wir mit unserer Aufmerksamkeit bei der Tätigkeit sind, die wir gerade verrichten, bei dem Menschen, mit dem wir gerade in Kontakt sind, wenn wir also in der Gegenwart sind, sind wir *achtsam* im spirituellen Sinn. Wenn wir achtsam sind, haben wir wenig Gelegenheit, uns Sorgen zu machen. Also wird der Umgang mit uns nicht nur für unsere Umwelt angenehm und beruhigend, sondern auch wir selbst kommen langsam zu Ruhe.

Wir sammeln also unsere Aufmerksamkeit: Wir sind in der Gegenwart, nehmen Dinge, Menschen und Handlungen wahr, ohne sie zu beurteilen, wir sind uns gleichzeitig unserer Gefühle bewusst. Leichter als im Alltag ist diese *Geisteshaltung* in der Meditation zu üben. Doch sind kleine Schritte im Alltag immer möglich und hilfreich. Stellen Sie sich ab und zu die Frage: »Was mache ich gerade und bin ich wirklich mit Gedanken und Gefühlen dabei?« Vielleicht gelingt es Ihnen, für einen Augenblick wirklich anwesend zu sein. Sie könnten ihre Tätigkeit einen winzigen Augenblick unterbrechen und innerlich einen Schritt zurücktreten, in die Position der Selbstbeobachtung gehen und zur Ruhe kommen.

Sind Meditation und die Fragen der Spiritualität für Sie keine Optionen, gibt es dennoch die Möglichkeit, mithilfe verschiedener Techniken Therapieerfolge zu stabilisieren, zu mehr Ruhe und Gelassenheit zu finden, nämlich mit verschiedenen Entspannungstechniken, die auf der körperlichen Ebene wirken und darüber Ihr Gefühlsleben stabilisieren können.

Die bekanntesten Entspannungstechniken sind: Autogenes Training, Progressive Muskelentspannung nach Jacobson oder auch bestimmte Yoga-Übungen. Zu allen Entspannungstechniken findet sich reichlich Literatur, sodass sie hier nicht eigens beschrieben werden.

Nachwort für Psychotherapeutinnen und Psychotherapeuten

Liebe Kolleginnen und Kollegen!

Einen Ratgeber zu schreiben ist ein Abenteuer, eine Freude – und ein Wagnis. Natürlich – und das weiß ja *jeder* – ersetzt er keine Therapie. Er ist für gesunde Menschen mit kleineren, fokussierbaren Problemen und für gesund werdende Menschen, die sich auf diese Weise weitere Unterstützung holen können.

Und ein bisschen schreibe ich auch für Kollegen. Das tue ich mit zweierlei Wunsch: Es mögen Anregungen darin sein für Ihre therapeutische Praxis und die eine oder andere Möglichkeit der Intervention sich neu eröffnen. Vielleicht entdecken Sie auch Übungen, die Sie in einer Sitzung anwenden oder einem Patienten als *Hausaufgabe* mitgeben können. Letzteres gilt besonders für schriftliche Übungen, deren Ergebnis dann Thema in der folgenden Sitzung sein kann. Ich habe die Erfahrung gemacht, dass Schreiben als Technik in der Psychotherapie sehr unterstützend sein kann. Es hilft dabei, Gefühle klar zu formulieren – vielleicht auch erst bei der Arbeit mit dem Geschriebenen in einer Therapiestunde. Es hilft sehr bei Grübelzwängen: Das klar formulierte, niedergeschriebene, auch fokussierte Chaos bringt eine neue Struktur und damit Beruhigung ins komplizierte Alltagsleben unserer Patienten.

Der zweite Wunsch, der sich an die Kollegen richtet, ist natürlicherweise der, sie mögen mein Buch brauchbar finden und ihren Patienten empfehlen.

Es gibt große Unterscheide in der Arbeit der einzelnen Therapeuten. Wir haben unterschiedliche theoretische Grundlagen, nutzen verschiedene Interventionen – und gehen unterschiedlich damit um, wie weit wir uns *persönlich* auf einen Patienten und seinen Prozess einlassen. Ich habe die Erfahrung gemacht, dass in fortgeschrittener Therapie, nachdem die *Arbeitsbeziehung* stabil ist, solche persönlichen Interventionen hilfreich sein können. Patienten signalisieren deutlich, ob eine solche Bemerkung für sie hilfreich ist oder nicht. So erzählte mir eine Patientin nach etwa vierzig Sitzungen, sie habe mein Buch gekauft – vorher habe sie gar nichts Persönliches von mir wissen wollen. Hinweise darauf, dass die Therapeutin selbst schon Krisen in ihrem Leben (überwunden) hatte, vertiefen oft das Vertrauensverhältnis und die Bereitschaft, Unterstützung anzunehmen. Eine verbreitete Abwehrstrategie gegen Veränderungen ist die, einfach zu *denken* – und manchmal sogar auszusprechen – der Therapeut wisse ja gar nicht, wie schwer das ist oder wie weh das tut ... Jedenfalls erinnere ich mich gern an die Bemerkung einer meiner Therapeutinnen, die ich sehr idealisierte. Sie sagte, dass sie selbst lange Zeit depressiv gewesen sei. Und ich verstand: Am Ende ist es nicht mehr wichtig, wie viel man gelitten hat, sondern wie gut man dieses Leiden be- und verarbeitet hat.

Am Ende einer Therapie helfen persönliche Bemerkungen, die Beziehung zu den Patienten zu egalisieren, das *Gefälle* zu verringern: Therapeuten sind auch Menschen. Und wenn sie ein zufriedenes, gelingendes Leben führen, haben sie daran gearbeitet.

Eine weitere Bemerkung möchte ich noch zu den Theorien machen, die ich meinen Büchern zugrunde lege. Studiert habe ich Psychologie mit großem Gewicht auf die Psychoanalyse, der ich mich immer noch sehr verbunden fühle. Eine abgeschlossene Ausbildung habe ich in der bioenergetischen Analyse nach Alexander Lowen. Diese ermöglicht mir einen Blick auf den Körper der Menschen, in dem sich Gefühle ausdrücken. Auch wenn die heftigen, manchmal wütenden Übungen (aus gutem Grund) nur noch selten praktiziert werden, bleibt doch das Wissen um die Verbindung der Gefühle mit dem Körper, besonders der Körperhaltung. Und so benutze ich immer noch (jetzt sanftere) Übungen, um Gefühle auszudrücken und *Haltungen* zu verändern.

In meiner therapeutischen Praxis arbeite ich eindeutig tiefenpsychologisch fundiert. Diese Methode lässt vielfältige, nicht nur analytische, Interventionen zu, zum Beispiel imaginative Verfahren, achtsamkeitsbasierte Interventionen, therapeutisches Schreiben und manchmal auch Berührungen. Da fließt eine Reihe theoretischer Grundlagen zusammen, und ich bin dankbar dafür, nicht mehr dogmatisch sein zu müssen. In meinen Büchern benutze ich als Theorie diejenige, die mir passend erscheint, die das, was ich aussagen will, am besten untermauert.

Für die Kolleginnen noch eine Bemerkung: Es gibt ein Leben nach der Therapie – auch für Psychotherapeuten. Es gibt einen Augenblick Leben nach jeder einzelnen Sitzung, abends, am Wochenende, im Urlaub. Und es gibt ein Leben ganz danach, wenn man nicht mehr Therapeut oder Therapeutin sein kann, will, muss. Ich hoffe, dass Sie in meinem Buch auch für sich manche Anregung finden. Unser Beruf ist nicht *nur* besonders schön und erfüllend, er ist auch anstrengend und erfordert, dass wir über genügend Kraftquellen verfügen, um die Fähigkeit des Mitgefühls nicht zu verlieren.

In diesem Sinne wünsche ich Ihnen alles Gute, für Ihre Arbeit und das Leben danach!

Nachwort

Liebe Leserin, lieber Leser!

Seit vielen Jahren arbeite ich als Psychotherapeutin und habe dabei einen großen Respekt vor Menschen entwickelt, die sich auf den Weg machen. Sie wollen sich nicht mehr als Opfer fühlen, sondern ihr Leben konstruktiv gestalten. Ein wichtiger Aspekt dabei ist die Lösung des Nähe-Distanz-Konfliktes: Es gilt, zu sich selbst zu stehen, ohne die Bedürfnisse der anderen zu übersehen. Soziale Kompetenz ist ebenso ein Bestandteil einer reifen Persönlichkeit wie die eigene Selbstverwirklichung.

Sie haben diesen Weg nicht erst mit Ihrer Psychotherapie beschritten, sondern sind ihn aus eigener Kraft schon eine Weile gegangen. Auch nach der Therapie ist der Weg nicht zu Ende. Ich danke Ihnen, dass ich Sie eine Weile begleiten durfte, und hoffe, in diesem Buch finden Sie noch manchen Wegweiser.

Ich wünsche Ihnen eine gute Reise!

Service-Anhang

Neubeginn einer Therapie

Anmerkung: Immer, wenn ich hier von der Krankenkasse schreibe, meine ich die gesetzlichen oder Ersatz-Kassen. Für private Kassen gelten jeweils eigene Regeln für die Bewilligung der Psychotherapie, abhängig von Ihrem Vertrag und von den allgemeinen Richtlinien Ihrer privaten Krankenversicherung. Rufen Sie am besten Ihren Sachbearbeiter an und fragen nach diesen Regeln.

1. Wenn eine Therapie nach den Richtlinien beendet ist

Wenn Sie nach einer abgeschlossenen Langzeittherapie kurzfristig erneut eine Therapie beginnen wollen, könnten Sie Probleme mit Ihrer Krankenkasse bekommen. Auf jeden Fall gibt es nur eine Neubewilligung im Gutachterverfahren. Erst zwei Jahre nach der letzten bewilligten Sitzung können Sie ohne Probleme eine neue Therapie beginnen.

Zuerst sollten Sie prüfen, ob Sie im Rahmen Ihrer Richtlinientherapie wirklich alle Möglichkeiten ausgeschöpft haben oder ob Ihr Therapeut nicht eine Weiterbewilligung beantragen kann.

Therapeuten- oder Methodenwechsel könnte ein Grund für einen Neuantrag sein. Ob der Therapeut geeignet ist, sollte sich im Rahmen der ersten drei bis fünf Stunden (Probatorik) herausstellen. Diese sind nämlich nicht bewilligungspflichtig. Das gibt Ihnen die Möglichkeit, sich mehrere Therapeuten *anzusehen*, bevor Sie sich für einen entscheiden. Erst der von Ihnen gewählte Therapeut stellt dann den Antrag auf eine Therapie.

Akzeptierte Gründe (in rein formalem Sinn), kurz nach einer beendeten Therapie eine neue anzufangen, sind für die Krankenkassen:

- das Auftreten neuer, bisher nicht diagnostizierter Symptome. Sie hatten bisher eine Depression und leiden plötzlich an Angstattacken,
- eine massive, schmerzhafte Veränderung in Ihrer Lebenssituation.
- Es kann auch sein, dass ein Thema tatsächlich nicht ausreichend bearbeitet worden ist oder erst gegen Ende der Therapie auftaucht, weil es etwa hinter einem anderen Konflikt verborgen war.
- eine akute Traumatisierung. Sie hatten einen Verkehrsunfall oder sind überfallen worden.

In diesen Fällen wird Ihre Krankenkasse in der Regel eine neue Therapie bewilligen, bevor die obligatorische Wartezeit von zwei Jahren beendet ist. Allerdings sollten Sie selbst darüber nachdenken, ob Ihnen vielleicht jetzt mit einem anderen Verfahren mehr geholfen ist, bevor Sie wieder auf die Suche gehen oder der Einfachheit halber bei Ihrem alten Therapeuten erneut anfragen.

2. Über den Bewilligungszeitraum hinaus

Natürlich kann es sein, dass Sie sich in einer wirksamen Therapie befinden, der Prozess gut läuft, die Arbeitsbeziehung konstruktiv ist und Sie am Ende Ihrer Sitzungen noch nicht »fertig«sind, das heißt, es gibt weiterhin Symptome von *Behandlungswert*, oder Ihre Veränderungen sind einfach noch nicht stabil. Dann ist es möglich, über die Höchstdauer hinaus Stunden zu beantragen. In der tiefenpsychologischen Therapie sind es zum Beispiel noch 20 allerletzte Stunden. Ein Versuch lohnt sich! Darüber hinaus ist selten ein Gutachter bereit, der Krankenkasse eine Weiterbewilligung zu empfehlen.

Hier muss nicht alles zu Ende sein. Eigentlich ist es auch logischer, einen begonnenen Prozess zu Ende zu führen, als zwei Jahre darauf zu warten. Und es ist für die Krankenkassen kostengünstiger. Trotzdem wird diese Begrenzung der Stundenzahl ziemlich rigide gehandhabt, von Gutachtern und Krankenkassen. Ein Gerichtsurteil macht jetzt Menschen mit schwereren oder multiplen Störungen Mut: Das Sozialgericht Marburg hat am 11.8.2014 entschieden, dass die begrenzende Richtlinie des Behandlungsumfangs nicht absolut gilt. In Einzelfällen, anhängig von der Schwere der Erkrankung, sind Ausnahmen möglich. Und, wörtlich: »Im vorliegenden Einzelfall ist aufgrund der Schwere der Erkrankung davon auszugehen, dass die Therapienotwendigkeit auch lebenslang fortbestehen kann.« (Az. S 6 KR 4711) Zu dem Mittel der Klage sollten Sie allerdings nur greifen, wenn Sie mit der Ihrer Therapeutin d'accord sind. Sie können Ihre Therapeutin nicht zwingen, schwierige Anträge zu stellen, weil Sie – wahrscheinlich zu Recht – glauben, noch weitere Therapiesitzungen zu brauchen.

3. Weiterführung des therapeutischen Prozesses nach einem Abbruch

Nach dem Abbruch einer Therapie müssen Sie zwangsläufig ein bisschen warten, selten hat eine Therapeutin *sofort* einen Platz frei. Nutzen Sie diese Zeit für sich, wie ich es im Kapitel »Abschied muss sein« im Abschnitt »Therapieabbruch« beschrieben habe.

Haben Sie jemanden gefunden, wird Ihr neuer Behandler mit Ihnen zusammen einen formlosen Antrag bei Ihrer Krankenkasse stellen, damit er den Rest der bewilligten Stunden übernehmen kann. Dazu müssen Sie die abgeleistete Stundenzahl wissen. Die Anzahl erfahren Sie bei Ihrer früheren Therapeutin.

Der neue Therapeut ist dann für die weiteren Verlängerungsanträge zuständig. Deshalb müssen Sie ihm auch Ihre ganze Lebensgeschichte noch einmal erzählen. Außerdem möchte er natürlich Ihre Hintergründe verstehen und auch die Gründe für Ihren Abbruch. Hier ein Tipp: Wie sehr Sie auch Ihr früherer Therapeut verletzt haben mag, thematisieren Sie *Ihre* Kränkung.

Sollten Sie Ihre Therapie innerhalb der Kurzzeittherapie (d.h. innerhalb der ersten 25 bewilligten Sitzungen) abbrechen, können Sie erneut eine Kurzzeittherapie beantragen.

4. Wie finde ich einen neuen Therapeuten?

Um einen Therapeuten zu finden, gibt es allgemeine Informationsquellen, vom Internet über die *Gelben Seiten* zu Listen der Krankenkasse.

Etwas differenzierte Empfehlungen (zum Beispiel zu Wohnort, Methode und Behandlungsschwerpunkten eines Therapeuten) gibt es beim Psychotherapeutischen Informationsdienst (PID) unter http://www.psychotherapiesuche.de oder der Telefonnummer 030/209166330.

Sie können sich auch Empfehlungen bei Ihrem Arzt (Hausarzt, Internist, Gynäkologe) oder in Beratungsstellen holen. Solche Beratungsstellen gibt es an den Universitäten (die sind meist Studenten und Angestellten vorbehalten), bei Pro familia, bei den Gesundheitsämtern, für Frauen in Frauentherapiezentren.

Viele Menschen möchten sich lieber eine Therapeutin von jemandem empfehlen lassen, den Sie kennen. Da ist Vorsicht geboten. Erstens muss die wunderbare Therapeutin Ihrer besten Freundin gar nicht zwangsläufig zu Ihnen passen. Und außerdem kann es verschiedene Konflikte geben – für Sie, die Freundin und die Therapeutin! Dass die Therapeutin in einen Loyalitätskonflikt geraten kann, ist natürlich ihr Problem. Aber sie kann Dinge von Ihnen wissen, die Sie vielleicht (noch) gar nicht erzählen wollten, die aber im Leben Ihrer Freundin eine Rolle spielen.

Es reicht ein kleiner Konflikt zwischen Ihnen und der Freundin – die Therapeutin kennt dann beide Seiten und wird ein Problem haben, ganz auf Ihrer zu stehen. Auch wenn eine der beiden Therapien bereits zu Ende ist, kann ein solcher oder ähnlicher Konflikt auftreten. Und außerdem: Wie ich im Abschnitt »Was lassen Sie zurück« beschrieben habe: Der (therapeutische) Raum, den Sie in Ihrer Behandlung genießen, ist *Ihr* Raum. Sie können ihn wieder betreten, das heißt: Sie können, aus welchem Grund auch immer, zur selben Therapeutin zurückkehren. Dann möchten Sie sicher nicht, dass dieser Platz *besetzt* ist. Also: Keine Therapie bei der Therapeutin der besten Freundin!

5. Therapieformen

Da hier immer wieder von Richtlinientherapie die Rede ist, ist es wohl sinnvoll, dass ich einen groben Überblick darüber gebe, wie sich die drei im Augenblick von der Krankenkasse bezahlten Therapieformen unterscheiden. Vielleicht hilft es Ihnen, sich bei einem erneuten Versuch für die Form zu entscheiden, die am besten zu Ihnen und Ihren Problemen passt.

Anmerkung: Es gibt noch eine Reihe anderer Therapieformen, die auch sinnvoll und erprobt sind, die aber nicht zu den Richtlinientherapien gehören. Dazu gehören alle Körpertherapien – von Bioenergetischer Analyse nach Wilhelm Reich und Alexander Lowen über Biodynamische Psychotherapie (Gerda Boysen) bis hin zur Tanztherapie. Nicht bezahlt werden auch Kunsttherapie, Psychodrama, Gestalttherapie, Gesprächstherapie (nach Rogers) und andere sogenannte *humanistische Verfahren*. Ich zähle diese Therapieformen auf, weil es durchaus sein könnte, dass eine dabei ist, die Ihnen guttut oder die Ihnen zumindest die Wartezeit zu überbrücken hilft.

Von der Krankenkasse anerkannt sind die Methoden Verhaltenstherapie, tiefenpsychologisch fundierte Psychotherapie und die Psychoanalyse. Hier drei kurze Beschreibungen, die Ihnen bei der Wahl eines von den Krankenkassen finanzierten Verfahrens helfen sollen.

a) Die Verhaltenstherapie

Die Verhaltenstherapie (VT) basiert auf Lerntheorien. Das heißt, sie geht also davon aus, dass verschiedene Verhalten erlernt worden sind und auch wieder verlernt werden können. Dazu ist eine beträchtliche Anzahl an Techniken entwickelt worden. Eine der bekanntesten ist die Desensibilisierung, also eine schrittweise Konfrontation mit Dingen oder Situationen, die Angst auslösend sind. Positive Reaktionen können verstärkt werden. Kognitive Einsichten spielen eine große Rolle. Die Verhaltenstherapie fragt nicht nach dem Warum der Symptome, sondern danach, wie sie funktionieren und wie man Störungen auflösen kann. Diese Therapieform ist sehr wirksam, wenn es um isolierte Symptome geht, wie zum Beispiel Phobien, die Menschen daran hindern können, ein normales Leben zu leben. Als sehr wirksam, besonders im Zusammenhang mit Psychopharmaka, hat sich die VT bei Zwangserkrankungen erwiesen. Die moderne VT verarbeitet auch neue Erkenntnisse der Hirnforschung in ihrer Arbeit.

b) Die Psychoanalyse

Die Psychoanalyse ist sozusagen die Mutter aller Psychotherapieformen. Ihr Begründer ist der österreichische Arzt und Neurologe Sigmund Freud (1856 bis 1939). In seiner Theorie erklären sich alle – auch die gesunden – Verhaltensweisen aus unbewussten Prozessen, die dadurch in Gang gesetzt werden, dass die Realität sich unseren Wünschen, Bedürfnissen und Ansprüchen widersetzt. Viele dieser Vorgänge, weil schmerzhaft oder mit Schuldgefühlen behaftet, unterliegen unseren Abwehrmechanismen, wie zum Beispiel der Verdrängung, der Rationalisierung und anderen. Natürlich haben sich in der psychoanalytischen Therapie verschiedene Theorien und Variationen entwickelt. Die drei großen Schulen sind die Psychoanalyse Freuds, C. G. Jungs und Alfred Adlers. Für Ihre Krankenkasse ist es unerheblich, nach welcher Schule Ihr Analytiker seine Therapien durchführt.

Die psychoanalytische Therapie versucht, unbewusste Prozesse dem Bewusstsein wieder zugänglich zu machen, um so Symptome zu verstehen und zum Verschwinden zu bringen. Sie bedient sich dazu der Traumdeutung und der freien Assoziation. Letzteres bedeutet, dass der Patient (hier Analysand genannt) alles sagt, was ihm einfällt – möglichst unzensiert. Die Analytikerin hört zu, bringt Erzählungen miteinander in Verbindung, zieht daraus Schlüsse, die sie dann mitteilt. Diese Mitteilungen heißen *Deutung*.

In der Psychoanalyse geht es also nicht um einzelne Symptome, sondern um die gesamte Persönlichkeitsstruktur.

c) Die tiefenpsychologisch fundierte Psychotherapie

Die tiefenpsychologisch fundierte Psychotherapie (TP) hat die selben theoretischen Grundlagen wie die Psychoanalyse, das heißt, sie geht gleichermaßen vom Unbewussten aus, in dem Prozesse stattfinden, die in der Kindheit begonnen haben und bis heute fortwirken. Diese Entwicklungen zu verstehen und damit heutige Konflikte zu erklären, ist der Sinn der Therapie. Dabei geht die TP nicht in derselben Weise in die Breite wie die Psychoanalyse, sondern sie geht von aktuellen Konflikten aus, deren zugrunde liegenden Ursachen entdeckt und verstanden werden. Dabei wird deutlich, dass alles, was wir in der Therapie als *störendes* Verhalten ansehen, eine durchaus sinnvolle unbewusste Maßnahme der Psyche war, schwierige oder schmerzhafte Situationen zu überleben. Bis zur notwendigen Veränderung ist es ein langer Prozess.

Für die einzelnen Therapieformen werden unterschiedlich viele Stunden bewilligt:

Therapieform / Stundenzahl	Kurzzeit-therapie	Normalfall	Besonderer Fall	Ausnahme-Fall
Verhaltenstherapie	25	45	60	80
Tiefenpsychologisch fundierte Therapie	25	50	80	100
Psychoanalyse		160	240	300

Anmerkung: Psychoanalytische Sitzungen (klassischerweise auf der Couch im Liegen) finden zwei- bis viermal in der Woche statt. Der absolute Umfang ist bei allen Therapieformen ungefähr gleich.

6. Voraussetzung für eine Psychotherapie

Voraussetzung für eine Psychotherapie ist, dass Sie »an einer psychischen Störung von Krankheitswert« leiden, so formuliert es das SGB V. Welche das sind, finden Sie in einem »Diagnosenthesaurus«, einem Verzeichnis aller anerkannten und behandlungsbedürftigen Diagnosen. Für die Aufnahme einer Psychotherapie reicht das subjektive Gefühl, sehr unglücklich zu sein, unter schlechten Stimmungen, Ängsten oder Zwängen zu leiden. Für Erziehungsberatung und Paartherapien werden die Kosten nicht übernommen. Außerdem gibt es noch eine Einschränkung: Menschen mit akuten Süchten oder in Suizidgefahr werden in keiner Therapieform *ambulant* behandelt.

7. Das Bewilligungsverfahren

Eine Psychotherapie ist eine bewilligungspflichtige Leistung der Krankenkasse. Dazu stellen Sie einen Antrag (das Formular hat Ihr zukünftiger Therapeut). Dann gehört dazu beim Erstantrag ein sogenannter Konsiliarbericht, den Ihr Hausarzt ausfüllt. Dabei geht es um die Frage, ob eine ärztliche Mitbehandlung notwendig ist, nicht darum, Ihren Bedarf an Psychotherapie festzustellen. Das macht Ihre Therapeutin. Wird gleich eine Langzeittherapie oder nach einer Kurzzeittherapie ein Umwandlungsantrag gestellt, braucht es ein Gutachterverfahren. (Die Kurzzeittherapie wird von den Krankenkassen ohne Gutachter bewilligt, einzig aufgrund der Diagnosestellung durch Ihre Therapeutin.)

Das Gutachterverfahren funktioniert folgendermaßen:

Sie füllen wieder Ihren Antrag aus ,und Ihre Therapeutin schreibt einen Bericht, bestehend aus Informationen über Ihre Lebensgeschichte, die Psychodynamik Ihres Konfliktes und die Therapieplanung. Außerdem muss sie eine Prognose darüber abgeben, ob die Therapie (unter Berücksichtigung des gewählten Verfahrens) Erfolg verspricht. Der Bericht wird anonymisiert an einen unabhängigen Gutachter geschickt.

Dieser entscheidet nach der Darstellung im Bericht, ob er eine Fortführung der Therapie empfiehlt, und gibt dann die Empfehlung an Ihre Krankenkasse weiter. Die Krankenkasse richtet sich nach der Empfehlung des Gutachters und spricht eine Bewilligung aus. Manchmal verweigert der Gutachter eine positive Empfehlung. Dann ist noch ein Widerspruchsverfahren möglich, in dem ein Obergutachter eingeschaltet wird.

8. Wartezeiten und Kostenerstattung

Manchmal dauert es recht lange, einen Therapieplatz zu finden. Das liegt daran, dass es einen Bedarfsplan dafür gibt, wie viele Ärzte der verschiedenen Fachrichtung pro Einwohner zugelassen werden. Dadurch soll eine gerechte Aufteilung in den unterschiedlichen räumlichen Bereichen erzielt werden. In der Praxis funktioniert das nicht sehr gut. Zum einen deshalb nicht, weil der Bedarf in manchen Gegenden (z. B. Großstädten, Städten mit Universitäten) größer ist als in anderen. Der andere Grund ist, dass in dieser Bedarfsplanung die Kapazität eines einzelnen Therapeuten deutlich überschätzt ist. De facto gibt es also keine Überversorgung!

Eine (kleine) Möglichkeit, einer langen Wartezeit zu entgehen, ist der Einstieg ins Kostenerstattungsverfahren. Kostenerstattung bedeutet: Sie finden einen Psychotherapeuten, der keine Kassenzulassung hat. Sie bezahlen ihn und reichen dann die Rechnungen bei der Krankenkasse ein, die Ihnen das ausgelegte Geld erstattet. Dieses Verfahren ist je nach Krankenkasse unterschiedlich schwierig. Es bedeutet, dass Sie einerseits eine Notwendigkeitsbescheinigung für Psychotherapie brauchen, am besten von einem niedergelassenen Therapeuten ausgestellt. Außerdem brauchen Sie noch einen Nachweis darüber, mit wie vielen Therapeuten Sie Kontakt aufgenommen haben und wie lang deren Wartezeiten sind.

Zu diesem Thema gibt es ein Urteil S72-KR-170215-ER-PKH vom

2.9.2015 Sozialgericht Berlin, welches besagt, dass monatelange Wartezeiten durchaus zumutbar sind und Kostenerstattung nur in akuten Notfällen möglich ist. Die Frage: »Wie lange besteht das Symptom?« ist also zweischneidig. Wenn Sie seit Jahren an Ängsten leiden, können Sie auch noch ein wenig warten, so die etwas zynische Logik. In akuten Notfällen sind Sie wahrscheinlich erfolgreicher. Das heißt, wenn Ihre Depression zum Beispiel reaktiv ist, also die Antwort auf ein kürzlich erlebtes schmerzhaftes Ereignis, dann ist Ihre Chance groß, über das Kostenerstattungsverfahren kurzfristig an eine Therapie zu kommen. Hier eine Warnung: Beginnen Sie eine solche Therapie nicht ohne Kostenzusage durch die Krankenkasse, es sei denn, Sie wären bereit, die Kosten selbst zu übernehmen.

Informationen über die Psychotherapierichtlinien finden Sie im Netz. Ich habe mich meist dieser Website bedient: http://www.aerzteblatt.de/archiv/163418, abgerufen am 8.2.16.

Interessante Informationen gibt es auch auf folgender Website: http://www.dr-landis.de/praxis/richtlinienpsychotherapie.html, abgerufen am 8.2.16.

Sie können Ihre Krankenkasse fragen, bei der Therapeutenkammer anrufen oder auch bei einem Berufsverband der Psychotherapeuten.

Kommentierte Literatur

Burnett, Frances Hodgson: *Der Kleine Lord*, verschiedene Ausgaben, zuerst erschienen 1886: Ein naives und deshalb zu Herzen gehendes Buch über das Mitgefühl – und wie es Menschen verändern kann.

Chödrön, Pema: *Tonglen. Der tibetische Weg, mit sich selbst und anderen Freundschaft zu schließen*, 2001: Pema Chödrön ist eine amerikanische buddhistische Nonne. Sie hat in vielen verständlichen Büchern versucht, westlichen Menschen buddhistische Gedanken und Techniken nahezubringen.

Dilling, Horst u. a. (Hg.): *ICD-10. Internationale Klassifikation psychischer Störungen*, Hogrefe 2015: Hier stehen alle Krankheiten, die in einer Psychotherapie behandelt werden können, einschließlich der Kriterien, die eine Verdachtsdiagnose erfüllen muss, um als gesichert angesehen werden zu können.

Freud, Sigmund: *Die Traumdeutung* (1900), Studienausgabe Band II, Fischer 1982: Der Klassiker zu diesem Thema und Freuds erstes großes Werk, auch heute noch interessant wegen der vielen Beispiele.

Freud, Sigmund: *Die endliche und die unendliche Analyse* (1937), Studienausgabe, Ergänzungsband, Fischer 1981: An diesem Aufsatz schätze ich besonders Freuds Beschreibung der Grenzen des Therapeuten. Hat mir in meiner eigenen Praxis geholfen zu akzeptieren, dass ich nicht allen Menschen helfen kann.

Faber, Franz Rudolf und Haarstrick, Rudolf u. a.: *Kommentar Psychotherapie-Richtlinien*, Urban & Fischer 2009: Der Katechismus der Richtlinienauslegung, respektvoll auch »Der Faber-Haarstrick« genannt. (Mit ihm begründen Gutachter manchmal ihre Ablehnungen.) Auch für Laien verständlich, aber nur im Ausnahmefall lesensnotwendig.

Gebser, Jean: *Asienfibel. Zum Verständnis östlicher Lebensart*, Ullstein 1962: Ein kleines Werk des Philosophen, das mich nicht nur Asien, sondern auch meine eigene Sehnsucht nach Indien besser verstehen ließ – und überhaupt die Sehnsucht nach dem Verreisen.

Gibran, Khahil: *Der Prophet. Der Narr. Der Wanderer*, Anakonda 2010 und andere Ausgaben, 1923 zuerst in New York veröffentlicht. Für Hörbuch-Liebhaber: geeignet für »Im Bett vorgelesen« ist die CD mit dem Sprecher Patrick Imhof. Es handelt sich um einen Text, der auf manche unserer moralischen Vorstellungen ein anderes Licht wirft.

Halpern, Howard M.: *Abschied von den Eltern. Eine Anleitung für Erwachsene, die Beziehung zu den Eltern zu normalisieren*. Iskopress 2014: Herr Halpern macht deutlich, dass auch Eltern *innere Kinder* haben und oft aus dieser Person heraus agieren. Und er bietet eine verblüffende Lösung für Konflikte an: Tun Sie einfach so, als wären Ihre Eltern erwachsen.

Hesse, Herrmann: *Demian*, Fischer 1919: Der Dichter beschreibt die Entwicklung eines Kindes zu einem reifen Erwachsenen, eine gelungene *Individuation*. Die Bezüge zu C. G. Jung sind unübersehbar.

Hüther, Gerald: *Etwas mehr Hirn, bitte. Eine Einladung zur Wiederentdeckung der Freude am eigenen Denken und der Lust am gemeinsamen Gestalten*, Vandenhoeck & Ruprecht 2015. Der geniale (und verstehbare!) Hirnforscher zeigt in diesem Buch, wie wir nicht in den alten Mustern stecken bleiben müssen, sondern unsere Potentiale entfalten können. Ansehenswert ist auch seine Website. (www.gerald-huether.de)

Hüther, Gerald: *Was wir sind und was wir sein können. Ein neurobiologischer Mutmacher*, Fischer Taschenbuch 2013: Immer wieder belegt Hüther, im Gegensatz zu manchen Hirnforscher-Kollegen, unsere Fähigkeit zur Veränderung. Er ist der wahre Mutmacher auf diesem Gebiet.

Jung, Carl Gustav: *Kleines Lexikon der analytischen Psychologie*, Patmos 2013: Mit diesem Buch bekommen Sie einen von Jung selbst gewährten kleinen Einblick in seine immer noch interessante Theorie. Und Sie können prüfen, ob ich seine Begriffe korrekt angewendet habe. (Im Ernst: Ich bin für jeden Hinweis auf einen Irrtum dankbar!)

Kast, Verena: *Der Schatten in uns: Die subversive Lebenskraft*, dtv 2002: Eine ausführliche Beschreibung von individuellen und kollektiven Schatten und der Chance, die darin liegt, die Schatten zu aktivieren und sich deren Energie bewusst nutzbar zu machen.

Kast, Verena: Schöpferisch: *Wege und Ziele des Individuationsprozesses*, CD

1221C, Auditorium Netzwerk Wissenschaft und Lebenspraxis. Müllheim / Baden 2001: In diesem Vortrag beschreibt Kast anschaulich das, was der Titel sagt. Auch zwei Träume werden (auf der symbolischen Ebene) gedeutet.

Kornfield, Jack und Feldmann, Christina: *Geschichten, die der Seele gut tun*, Herder Verlag 1998: In vielen kleinen, humorvollen Geschichten zeigt dieses Buch Möglichkeiten für einen undramatischen Umgang mit Gefühlen.

Lazarus, Arnold A. und Lazarus, Clifford N.: *Der kleine Taschentherapeut. In 60 Sekunden wieder o. k.*, Klett-Cotta 2015: Klassische Verhaltenstherapie, die zeigt, dass manches verblüffend einfach sein kann, wenn wir die Scheuklappen abnehmen. Ist sehr hilfreich bei Alltagskonflikten – auch wenn der Titel ein kleines bisschen zu viel verspricht.

Long, Aljoscha und Schweppe, Ronald: *Die 7 Geheimnisse der Schildkröte. Den Alltag entschleunigen, das Leben entdecken*, Heyne Taschenbuch 2010: Humorvolle Darstellung von Konflikten und Lösungen, mit zahlreichen Übungen, angeleitet von einer Schildkröte namens Kurma.

Pelz, Annegret: *Reisen durch die eigene Fremde. Reiseliteratur von Frauen als autogeographische Schriften*, Böhlau 1993: Von diesem klugen Buch liebe ich besonders den Titel. Ich habe keine bessere Metapher für einen psychotherapeutischen Prozess gefunden.

Pfaller, Robert: *Wofür es sich zu leben lohnt: Elemente materialistischer Philosophie*, Fischer Taschenbuch 2012: Sehr kluge Gedanken zum Thema und eine kultur-philosophische Analyse davon, dass uns der Zugang zu Lust, Lebendigkeit und Leidenschaft immer mehr verschlossen wird.

Rosenberg, Marshall: *Gewaltfreie Kommunikation. Eine Sprache des Lebens*, Junfermann 2013: Dieses Buch führt in eine Kommunikationstechnik ein, mit deren Hilfe wir viele Missverständnisse vermeiden können. Rosenberg hat in den USA Trainings durchgeführt, wobei es ihm gelang, die Kommunikation der verschiedenen Rassen in Schulen und Gemeinden entschieden zu verbessern. Außerdem konnte er mit Israelis und Palästinensern gemeinsam arbeiten. In verschiedenen Städten (manchmal auch an den Volkshochschulen) gibt es Kurse zu dieser Technik, speziell auch mit dem Thema »Gewaltfreie Kommunikation für Paare«. Sehr empfehlenswert für

Paare (aber auch Eltern und Kinder), bei denen das Thema lautet: »Du versteht mich nicht.«

Rohwetter, Angelika: *Weck den Optimisten in dir! Den Schwarzmaler im Hirn überlisten und endlich glücklich werden,* Graefe und Unzer 2013: Hier erzähle ich Ihnen viele Geschichten, die davon handeln, wie wir uns selbst das Leben schwermachen, was das mit dem Säbelzahntiger zu tun hat – und wie wir damit aufhören können.

Rohwetter, Angelika: *Den Inneren Kritiker zähmen. Strategien und Übungen für ein gutes Selbstwertgefühl*, Klett-Cotta 2015: Gibt es zwei oder mehrere »Stimmen« in Ihrer Brust? Dies Buch zeigt Ihnen, woher sie kommen und wie wir sie uns zunutze machen können.

Wälzer, Harald: *Selbst denken. Eine Anleitung zum Widerstand*, Fischer Verlag 2013: Besonders lesenswert für das Thema ist die zweite Hälfte, sie bietet viele Beispiele und Anregungen.

Wangyal, Tenzin, Rinpoche: *Drei Tore zu Gelassenheit. Den leuchtenden Geist erwecken – ein neuer Zugang zu Meditation*, mit CD, Arkana 2013: Meditation aus der Tradition der Bön, der religiösen Tradition, die vor dem Buddhismus in Tibet praktiziert wurde. Am hilfreichsten ist die CD – lassen Sie sich nicht von der blumigen Sprache verwirren, üben Sie einfach mit Track 3. Eine besonders wirksame Technik, Ängste und Sorgen zu beruhigen!